砂沢佚枝

1日3分 腸もみ健康法

「超きもちいー」マッサージ

講談社＋α新書

はじめに――ダイエットやストレス解消にも有効

私は、アロマセラピストとして東京・大塚でアロマセラピーのサロンを主宰しています。アロマセラピーとは、ご存じのように、植物から抽出した香り成分を使ってリラックスさせる施術です。体質に合わせて処方するアロマオイルの中には、数千種類の薬効成分が含まれています。このアロマとマッサージを組み合わせることで、身体の奥にたまった緊張をほどいていくのが私の仕事です。

これまで、より美しく健康になりたいというお客さまの願いに応えたいと、さまざまな美容・健康技術を学び、多くの方々に施術してきました。

美容と健康は当然リンクしています。ですから、アロマセラピーだけにとらわれず、リフレクソロジー（マッサージなどにより、血液やリンパの流れを改善し、自然治癒力を高める施術）や整体など、ホリスティック医学（西洋医学だけでなく、東洋医学、心理療法、食事療法、民間療法など、さまざまな方法を用いる治療）の技術などを積極的に採り入れてまいりました。

現在私のサロンで、他に先駆けて取り組んでいるのが、「腸もみ健康法」です。腸をもむことで、体内から毒素を出し、人間の持っている自然治癒力や免疫力を高めるのです。

「腸もみ健康法」との出会いは、私の母の病気がきっかけでした。

心理療法家の母は講演などで多忙な毎日を送っており、緊張することも多く、いつも便秘ぎみだったそうです。

「ある日、目の前にぱらぱらと髪の毛が落ちてきたの。払いのけようと思ったら、インクが広がったように目の前が真っ暗になっていった」と母はいいます。

母は眼底出血を起こしてしまったのです。

その後、眼科や心療内科などをたらいまわしにされたあげく、結局打つ手がないと判断されてしまいました。母は「このまま失明するのではないか」と落ち込んでいました。

ある日のこと。母の講演に来ていた中国系アメリカ人の医者が、母の眼底出血の話を聞いて、声をかけてきました。その人こそが、「ヤング式腸もみ健康術」で世界的に活躍されているハワード・ヤングさんだったのです。

「血液循環に問題があるなら効果があるはずですから、一度試してはいかがですか」とのヤングさんの誘いに、藁《わら》にもすがる思いで母はお願いしたそうです。

その後、驚いたことに、わずか四回、ヤングさんから腸へのマッサージを受けただけで、母の眼底出血はウソのように治ってしまいました。

「医学的な理由ははっきりしないが、『腸もみ』には不思議な治療効果があることは間違いなさそうだ」

そう考えた私は、ヤングさんの元に通いつめ、数カ月にわたってトレーニングを積みました。トレーニングは、腸へのマッサージを受けた後、講義と実習を受けるスタイルで、私も独自に研究を進めていきました。

その過程で何より驚いたのは、この私。わずか三ヵ月で体重が一五キロも減少したのです。「ヤング式」には食事療法も含まれていましたが、腸へのマッサージの効果を改めて実感しました。

厳しいトレーニングが続きましたが、ある日、私はヤングさんに一冊のノートを手渡されました。それはヤング家に代々伝わる「腸もみ」の秘伝書でした。なんとか私は、古来中国で伝わる「腸もみ」の技術をマスターしたと認めてもらえたようでした。

その後、ヤングさんは「秘伝」を一般公開し、弟子筋の台湾人謝明徳さんが、それを体系化して書籍にまとめております。日本では帯津良一先生（ホリスティック医学の第一人者。ガン患者に落語を聞かせて免疫力を高める施術でも有名ですね）が監修されて「エンタプライズ」という出版社から数冊が刊行されています。

習得した「腸もみ」の技術をサロンのメニューに加え、多くの方に施術する中で、私はますますその効果を確信していきました。お客さまの反響がすごかったからです。

「腸もみ健康法」は、ダイエット効果はもちろん、便秘や頭痛、慢性病などの改善にも大きな効果があります。また、ストレスの解消にも劇的な効果を発揮します。

「腸もみ健康法」の基礎になっている考え方は、中国で古くから伝わる「タオ医学」です。「タオ」では、体内の毒によって病気が起きると考えられています。その毒を外にだすことによって、自然治癒力を回復させていくわけです。

さて、体内で一番毒がたまりやすい場所はどこだと思いますか。

それは腸です。

その理由は数点あります。

第一はおヘソ。子宮内にいるときは、赤ちゃんはヘソの緒を通してお母さんとコンタクトをとっています。栄養をもらうのも、体内で発生した毒素を排出するのもヘソの緒を通してです。なので、生まれた後も、おヘソのあたりに、毒がたまりやすいのです。

第二は日本人の体質です。日本人の小腸の長さは六～七メートル、大腸は約二メートル。欧米人よりも全体で二～三メートルも長いのです。

これは日本人が肉食をする伝統を持たなかったからです。長い歴史の中で、日本人の身体は肉食に向かないように変化してきました。しかし、明治以降、肉食が一気に広がったことで、血液中のコレステロール値が高くなり、アレルギーも増えてきました。

腸が長い分、肉が腸内で腐敗し、病気の原因になる活性酸素が発生しやすい、ということもいえます。

第三は、腸が精神面の影響を受けやすい場所だからです。

現代の生活にはストレスがあふれています。そして、その影響が最初に表れるのが消化器官系なのです。

喘息の人は悲しくなると腸の上部が痛み呼吸が苦しくなります。怒りでむかむかすると胃が痛くなります。不安は、下痢や便秘を引き起こします。

つまり、腸の環境を改善することは、精神的な健康にもつながっていくのです。

「腸もみ健康法」をしていると、一時的に口臭、体臭が強くなったり、歯垢《しこう》が増えたりします。また、トイレの回数も多くなります。そういう自覚症状がでてきたら、体内にたまっていた毒素が、外にでてきた証拠です。視力は体調によって変化しますが、そのころにはすっきりと、目がよく見えるようになっているはずです。

本書は、「腸もみ」をひとりでもできるようにやさしく解説したものです。「腸もみ健康法」は、基本さえ押さえれば、誰でも、どこでも、簡単にできます。まずは一日三分、一週間続けてみてください。その絶大な効果に驚かれるはずです。

「腸もみ健康法」を活用して、より健康的でより美しい肉体をぜひ取り戻してください。本書がそのお役に立てれば幸いです。

目次◉1日3分 腸もみ健康法「超きもちいー」マッサージ

第一章　「腸もみ健康法」の基礎知識

免疫力がグングン上がる

「腸もみ健康法」は、お腹をもむことで腸をはじめ腹部の内臓を刺激し、免疫力を高める健康法です。日本でも昔から、お腹をさすることの効能は知られていました。たとえば、赤ちゃんを寝かしつけるとき、ゆっくりとお腹をロッキングチェアーのようにゆらしますよね。赤ちゃんは心地よくなって眠りに落ちるわけです。

しかし、ある程度の年齢になると、お腹を触ることはタブーとされてしまう。皆さんも「お腹を触ると腹痛を起こす」とか、「腸捻転《ねんてん》になる」などと教わったことはありませんか?

腹部は性器に近いところにあります。おそらく、下腹部に対していろいろ問題が起きないようにというういましめがタブーを生んできたのだと思います。そのため、マッサージ師や整体師の間では、お腹をもむことの効能が知られていましたが、実際には「腸もみ」はほとんど行なわれてきませんでした。

しかし、「腸もみ」は危険ではありません。腹部の手術では、腸を外に取り出して、また入れ直すこともあるそうですが、腸は定位置を記憶しているので、きちんと元の状態に収まるそうです。外からもんだくらいで、腸捻転を起こすはずがありません。

むしろ、お腹の周辺は、大事な血管やリンパ節などが集中している場所なので、その流れをよくするためにもマッサージが必要なのです。

腸のまわりには、カーテン状にリンパがついています。そこを刺激することによって免疫力がどんどん上がっていきます。

同時に体内の緊張もほぐしていき、ストレスも取り除いていきます。

「腸もみ健康法」は、もっとも効率的なマッサージ法なのです。

慢性病や生活習慣病に効果大

腸マッサージは、腸の機能を活発にすることで、体内環境を整え、自然治癒力を高めてくれる健康法です。便秘ぎみの人はお通じがよくなり、長期間腸内にたまっていた宿便が排泄されます。

慢性病や生活習慣病が現代病として問題視されていますが、実はその原因は宿便によるところが大きいのです。

私たちの腸内は、防腐剤などの食品添加物や有害な化学物質などで相当汚染されています。それらの毒が宿便には含まれています。

問題は、その毒を下剤などの薬では排出できないことです。

慢性病や生活習慣病が中高年の病気だったのは昔の話。最近では、若い人たちにも、これらの病気は広がっています。

肥満、にきび、吹き出物、生理痛、生理不順、冷え性、不眠症など、体内のバランスが崩れたことにより発生する不調を訴える人が多くなっています。これも、免疫力や自然治癒力が落ちてきている証拠です。

これらの諸問題を根本から治すのに「腸もみ健康法」は非常に効果的なのです。

「腸もみ健康法」特選コラム①

免疫力を高めよう

私は医者ではありません。ですから医学的な説明をするのは差し控えるべきだと思っております。しかし、私のサロンで施術を受ける皆さんが、日に日に健康を取り戻されていくのを見て、ここにひとつ「病気」を考えるヒントがあるのではないかと考えはじめました。

病気を知るためには、まず身体のことを知る必要があります。これは自分の身体でも他人の身体でも同じことです。まずは身体に向き合って、その内側からの「声」を聞くことが大切なのです。

医学の発達は人類に貢献してきました。しかし、その一方で生活習慣病などに代表される現代病の原因は、いまだに明らかにされていません。

医学の発達が直接病気の克服につながるとは限らないのです。たとえば、ガン細胞は検査技術や機器の発達によって、かなりの確率で発見できるようになりました。しかし、それを完全に克服する方法は見つかっていません。

外科手術、抗ガン剤による化学療法、放射線療法など、いずれも患者さんに大きなダメージを与える一方で、治癒率は決して高くありません。それどころか、ガンで死ぬ人は増え続けています。

二〇〇三年のガンによる死亡率は総死者数の三一パーセント。この数字は、二〇年前の二倍です。

厚生労働省が発表した統計によると、ガンは一九八一年から死因の第一位を占め、二〇〇二年には三〇万四二八六人の人が亡くなっています。

これほど多くの人が亡くなっているのに、ガンのメカニズムはわかっていません。「医学は進歩した」と喜んでばかりはいられないのです。

ガンは生活習慣病といわれています。

だったら、まずは自分の身体に、自分の生活に向き合うしかないのです。

体調が悪くて大病院に行き、さんざん待たされたあげくに数分間の診断だけ。そんな病院に頼るのではなく、まずは病気にならないようにすることが大切です。

まずは、耳をすませて身体の内面の声を聞いてください。

暴飲暴食をしていませんか。タバコを吸いすぎていませんか。タバコには約二〇〇種類の発ガン性物質が含まれています。ガンの三分の一はタバコの影響であるともいわれています。身近なところにタバコを吸っている人はいませんか。

ガンは体内のいたるところに転移する病気です。悪性のガンでしたら早期に発見しても遅いのです。

まずは、普段の生活を見直し、免疫力を高めておくことが大切です。

「腸もみ健康法」は、こういった視点で完成された自然治癒力を高めていく方法なのです。

魔法のダイエット効果

女性にとってうれしいことに、「腸もみ健康法」は魔法のダイエット効果を発揮します。「腸もみ」を始めた方はみな口々に「こんなに効くなら、もっと早く知りたかった」とおっしゃっています。

なぜ、「腸もみ」はこんなに効くのでしょうか。いくつかの劇的なダイエット効果を事例でご報告しましょう。

●三日で体重が四キロ減ったA子さん

二ヵ月に一回襲ってくるひどい頭痛に悩まされていたA子さん。「腸もみ健康法」を始めてからは、その頭痛がピタッとなくなったといいます。

「三〇代の主婦です。ストレスがたまるとまぶたの裏が重くなり、ひどい頭痛を起こしていました。病院に通っても、お決まりの薬をだされるだけ。この頭痛と一生付き合わなければならないのかと、うんざりしていました。

あるとき同じ悩みをかかえる知人から『腸もみ健康法』を紹介され、腸もみをしてもらいました。すると、腸内にいくつかのしこりがあることが判明。最初は押されると痛みを感じたのですが、もみほぐされているうちにだんだんやわらかくなってきました」

毎日「腸もみ健康法」を続けたところ、彼女の頭痛は次第におさまっていきました。さらには、体重が三日で一気に四キロ減。

「一日に五回も六回も便通があり、見たこともない真っ黒な便がでるようになりました。そしてしばらくしたら、硬いしこりが消えたのです。身体の調子がすごくよくなったのを実感しています」

●たった一回の「腸もみ」でウエストが三センチも減少したB子さん

ひどい便秘で、コロコロに固まった便を週二回だすのがやっとだったというB子さん。ウエストは七八センチもあり、典型的な下半身太りでした。美容のためには腸の大掃除が必要と、「腸もみ健康法」を受けてみることにしたそうです。

「二〇代のOLです。マッサージが始まると、もまれるところ押されるところ、すべてが痛くて、改めて腸の働きが悪くなっていることを実感しました。でも、二〇分ももまれていると、痛みをあまり感じなくなる。先生の手がぐっと奥まで差し込まれると、お腹がごろごろします。

終わってみたら本当に爽快な気分。次の日、バナナのような便がでて、ウエストサイズを測ってみたら、なんと七五センチ。これには本当に驚きました」

●下腹部のふくらみが気にならなくなったC子さん

長引く便秘に悩んでいたC子さん。下腹部のふくらみが気にかかるので、ぴたっとした洋服は着ることができなかったそうです。「腸もみ健康法」との出会いは雑誌を読んだのがきっかけで、最初は半信半疑だったとのこと。

「五〇代の主婦です。これまで長い間、頑固な便秘に悩んでいました。お通じが四、五日ないことなんてしょっちゅうでした。便秘になると、気分も悪くなるし、排便も苦痛です。便秘薬を飲んで、無理やりだすと、お腹がきりきりと痛くなり、死んでしまいたくなったこともあります。

漢方薬や民間療法なども、いろいろ試してみたのですが、結局これというものは見つかりませんでした。

そんなある日、雑誌の記事で『腸もみ健康法』を知り、半信半疑でマッサージを受けました。翌日にお通じがあったときは、本当に奇跡かと思いました。

驚いたのは、それから毎日お通じがあるようになったこと。気になっていた下腹部も、次第にへこんでいき、今ではタイトなスーツを着ることができるようになりました」

●一人暮らしを始めて体重が八キロも増えたD子さん

念願の大学に進学したものの、一人暮らしの生活の乱れから体重が激増したD子さん。インターネットで「腸もみ健康法」を知り、やってきました。

「久しぶりに実家に帰ると、親にびっくりされました。

このままでは彼氏もできないと悩んでいたときに、偶然『腸もみ』を知ったのです。ダイエットにも効果があるということで、思い切って診てもらいました。

高校時代は身長一六〇センチで体重は六〇キロともともと太めだったのですが、わずか半年で六八キロに。

でも、何回かマッサージを受けるうちに、暴飲暴食をすることもなくなり、今では元の体重に戻っています。リバウンドすることもなく、『腸もみ健康法』と出会えて本当によかったと思っています」

これらは、あくまでも専門のセラピストが施術した例です。個人差や技術の熟練度なども関係するので、一概に効果を喧伝《けんでん》することはできませんが、本書の順番に従って「腸もみ健康法」を行っていただければ、大きな効果が期待できると思います。

それではなぜ、これほど大きなダイエット効果が生まれるのでしょうか。

一つは、お腹をマッサージすることにより、腹部の皮下脂肪や内臓組織にこびりついた内臓脂肪が分解されるからです。血液やリンパの流れもよくなるので、体内に蓄積された老廃物や毒素が排出されやすくなるわけです。

もう一つの理由は、内臓細胞の活性化です。

肥満の人の皮下組織や内臓組織の細胞は、余分な老廃物を含んだ水分で一つ一つが膨張しています。そこをマッサージすることで、余分な水分を排出させ、本来の健康な形を取り戻すのです。

内臓組織が若々しくよみがえり、細胞が引き締まるのですから、当然体重は減少します。

想像以上の効果に、皆さんもきっと驚かれることでしょう。

骨格から若返る

健康な人の腹部の臓器は、定位置にきれいに配置されています。

左の肋骨からみぞおちにかけて胃があります。みぞおちの右側に肝臓があり、胃の後ろには膵臓《すいぞう》、脾臓《ひぞう》が控えている。胃から下は小腸が続き、小腸を取り囲むように大腸があります。

ところが、不健康になると臓器の配置が狂ってくるのです。各臓器の機能が衰えることにより、膨張したり形がいびつになります。その結果、臓器が下垂して下腹部がふくらんできます。

お腹の上部はぺったんこなのに、下腹だけポコンと出ている人がいますよね。あれは臓器が余分な水分を含んで重くなっているからです。

「腸もみ健康法」によって、老廃物や毒素が除去されると、臓器は本来の健康な形を取り戻します。下垂した内臓も、元の位置に戻っていきます。

そうすると、膨張した臓器に押し広げられていた肋骨も狭まってくるのです。

同時に広がっていた骨盤も締まりますので、身体全体の骨格が矯正されていきます。

「腸もみ健康法」は、根本的な骨格の部分から健康を取り戻し、美しくなっていく方法なのです。

「腸もみ健康法」特選コラム②

全身のバランスを考える

私は現代医学の限界は、身体をパーツでしかとらえられないところにあると思います。

大病院に行っても、専門別、臓器別に診療室は分かれています。たとえば、ストレスで胃潰瘍になって病院に行っても、内科、外科、精神科などをたらいまわしにされてしまう。

しかし、人間の身体は胃だけでできているわけでもなければ、肝臓だけで成り立っているわけでもありません。病気を治すためには、身体全体を見渡さなければならないはずです。

最近では一部の大病院で総合診療科を設ける動きもあります。しかし、まだまだ全身から治療をする発想は根づいていないのではないでしょうか。

私たちの身体は五〇兆個とも一〇〇兆個ともいわれる細胞で構成されて

います。そして、細胞は分裂や増殖を繰り返し、たがいに連動しながら集まり、脳や心臓などの器官を形成し、皮膚、筋肉、骨といった組織をつくっています。

また、身体には栄養や酸素、二酸化炭素などを運ぶ血液が循環しています。さらに全身には神経のコードが張り巡らされており、「インパルス」と呼ばれる電気的エネルギーが休みなく流れています。

それらの機能がスムーズに働くようコントロールしている中枢部は脳です。

つまり、人間の身体は、脳を中心とした総体的なシステムなのです。

現代医学は身体のメカニズムをここまで解明したのに、それが医療の現場に反映されていません。

現代医学は身体の部品を熱心に細かく調べるのに夢中で、肝心な人間の健康についての総合的な理解をおきざりにしてしまっているのではないでしょうか。

たとえ、心臓が病気になったとしても、身体は相互に関連してつながっているのですから、「たまたま症状が心臓にでているだけ」と考えるべきです。

そうすると、心臓だけを診るのではなく、そこを出入りしている血液や、血流を操作している脳を調べる必要もでてきます。

医者でもない私がこんなことをいうとおこられるかもしれません。しかし、現代医学で発達してきたのは、実は検査技術と症状を抑えるだけの対症療法の技術だけであって、病気を根本的に治療することは、いまだにできないのです。

一番大切なことは、病気にかからないようにすることです。安易に病院にかかるのは、身体にとってむしろ危険なのです。

体内毒素と慢性疾患

人間はなぜ病気になるのでしょうか？

よく知られているのは、ウィルスなどの、外部から体内に侵入する病原体です。しかし、多くの日本人を悩ませている慢性疾患のほとんどは、腸を中心とする内臓から発生した毒素によるものなのです。

胃で消化された食物は小腸でさらに消化・吸収されます。吸収された栄養素は門脈を介して肝臓に送られてエネルギーとなりますが、残りは大腸で水分を搾り取られた後、肛門から便として排泄されます。

腸は食物を順次上から下へと送り出すために、腸壁の筋肉を小さく波のように動かしています。これを「蠕動《ぜんどう》運動」と呼ぶのですが、そのとき、排泄しきれなかった食物のカスがこびりついて宿便になってしまうのです。

宿便は諸悪の根源です。

宿便は次第に成長し、腸壁のヒダを押し広げて入り込み、こぶ状の憩室《けいしつ》（ポケット）をつくり、さらに腐敗・発酵して、毒素を生みだします。腸壁から吸収された毒素は血液にのり身体の各部に送られる。

これが慢性疾患の大きな原因になるわけです。

ガン、動脈硬化、肝臓病、腎臓病、糖尿病、アレルギー、肥満、肩こり、冷え性など、あらゆる病気の引き金になるのが、宿便です。

ほとんどの人は宿便を持っており、四五歳以上の人の五人に一人は、次々と毒素を発生させる憩室が存在するといわれています。

慢性疾患を治すには、まず宿便を問題にするべきなのです。

腸内環境 編

自己診断チェック

疲労感が強い	□はい	□いいえ
朝起きたときに身体がだるい	□はい	□いいえ
風邪をひきやすい	□はい	□いいえ
食欲がわかない	□はい	□いいえ
足が冷える	□はい	□いいえ
肌荒れ、乾燥が気になる	□はい	□いいえ
普段、運動をしない	□はい	□いいえ
にきび、吹き出物ができやすい	□はい	□いいえ
2日以上の便秘が続くことがある	□はい	□いいえ
おならの臭いがいつまでも残る	□はい	□いいえ
頭痛薬や胃腸薬を常用している	□はい	□いいえ
お腹が硬く張っている	□はい	□いいえ
ガンの家系である	□はい	□いいえ
下腹部がふくらんでいる	□はい	□いいえ
魚よりも肉食が多い	□はい	□いいえ
すっぱいものが嫌い	□はい	□いいえ
野菜をあまり食べない	□はい	□いいえ
辛いものを食べると下痢になる	□はい	□いいえ
インスタント食品をよく食べる	□はい	□いいえ
コーヒーには砂糖を入れる	□はい	□いいえ

前ページのチェックシートを使って自己診断してみましょう。20 項目のうち、「はい」の数はいくつになったでしょうか。

【0～1個】……… 腸内環境は非常に良好だと思われます。「腸もみ健康法」で、さらに腸内の健康を保ってください。

【2～4個】……… 無理をすると腸内に異変が起きる可能性があります。普段の生活習慣に気を配るようにしてください。

【5～9個】……… 腸内に毒素がたまっている可能性があります。「腸もみ健康法」と同時に、生活習慣の乱れにも気をつけてください。

【10～14個】… 問題です。今の段階で対応をしないと、ますます体調を崩していく可能性があります。

【15個～】……… 大変問題です。体内のバランスが悪循環に陥っています。「腸もみ健康法」の実践に加え、食生活を根本的に見直してください。

「腸もみ健康法」特選コラム③

自然治癒力をよみがえらせよう

人間の身体には生まれつき自然治癒力が備わっています。しかし、現在の医療の現場は、この偉大な力を生かしきれていません。というよりも、西洋医学は、自然治癒力をみくびっているのではないでしょうか。

なぜなら、自然治癒力を高めることによって病気が治っても、それを医学的な成果とはみなさないからです。

しかし、病気を治すために一番力を発揮するのが、自然治癒力なのです。

私たち生物は周囲の環境からいろいろな害を受け、損傷とその修復を繰り返してきました。

ですから、生命は自らの遺伝子の中に損傷に対抗する「治癒力の情報」を蓄積しています。私たちの持っている免疫系などのシステムは、そういう歴史を持っているのです。

私たちの自然治癒力は、日常的に働いています。

転んで膝にすり傷をつくっても、自然にかさぶたができて、いつの間にか元通りに治ってしまいますし、風邪をひいても、寝ていれば治ってしまう。そういう経験は誰にでもあるはずです。

あるいは、あなたが道を歩いていたとしましょう。太陽がさんさんと照っていて、放射線が頭に当たります。もし、人間が自然治癒力を持っていなかったら、放射線が当たる頭皮細胞のDNAの配列に狂いが生じる可能性があります。

ところが、DNA自体に、狂いを調整して本来の配列に戻そうとする機能が備わっているので、問題は起きないわけです。これも、自然治癒力の一種といえそうです。

中国医学に代表される東洋医学では、人間の身体は、自然の中の一つの存在であると考えます。つまり、人間の身体はパーツの集合ではなくひとつの総合体なのです。

たとえば、鼻血の治療を考えてみましょう。西洋医学ではまず出血を止めようとします。鼻の穴の出血点を確認し、血管を電気で焼き尽くす。あるいはガーゼをつめて圧迫して止血する。いずれにしても出血への対症療法なのです。

一方中国医学では、身体のある部分に余分に血液が流れれば、他の部分に流れる血液の量が減ると考えます。それなので鼻血が止まらなければ、足を触ってみる。足先やくるぶし、ふくらはぎが冷たくなっていれば、そこを指圧してマッサージし、足の血行をよくします。血液を足のほうに呼び戻すわけです。

このように中国医学では全身の調和を図り、全身から治癒させる方法が中心になっています。私がやっている「腸もみ健康法」もこういった考え方に則っているのです。

感情は内臓に宿る

不安や恐れ、あせりなどの感情が、腹部の感覚として感じられるのは皆さんも経験があると思います。そういったマイナスの感情をそのままにしておくと、ストレスにより臓器は収縮します。そして新陳代謝の異常をきたし、さまざまな病気を引き起こす原因になるのです。

「腸もみ健康法」には、心を平穏にしストレスを解消する効果があります。子どものころ、むずかったりしたときにお母さんにお腹をさすってもらって、心地よい眠りについたことがありませんでしたか。お腹をさするのは心理的にも安定することなのです。

特に小腸は中国医学で「腹脳」と呼ばれ、食物の消化だけでなく、感情の消化の役割を担っています。消化しきれない感情があると小腸は異常な収縮反応を起こします。

リラックスして心が穏やかになると正常な動きに戻りますが、ストレスが続くとため込まれた感情が、腸の動きを恒常的に悪くします。

ストレスがかかると、まずやられるのが消化器系です。緊張すると下痢や便秘を起こしたり、胃が荒れます。

逆にそこを「腸もみ健康法」で治せばストレスをとることができるのです。

最近、セロトニンというヒーリング効果のある脳内物質が小腸からも分泌されることがわかってきました。腸をもむことによって、セロトニンの分泌が促進され気持ちが落ちつきます。

古来の中国医学は小腸を「腹脳」と呼びましたが、現代医学でも、それが証明されたわけです。

お医者さんが処方している精神安定剤は、このセロトニンに非常によく似たものです。というよりも、人体が持っている脳内物質を化学的に合成したものが精神安定剤などの薬なのです。

精神安定剤の多用は、便秘や生理不順、性欲減退といった副作用を引き起こすので、おすすめできません。

ちょっとストレスがたまってきたなと感じたら、ナチュラルな「腸もみ健康法」をぜひ試してみてください。

小腸と感情の関係

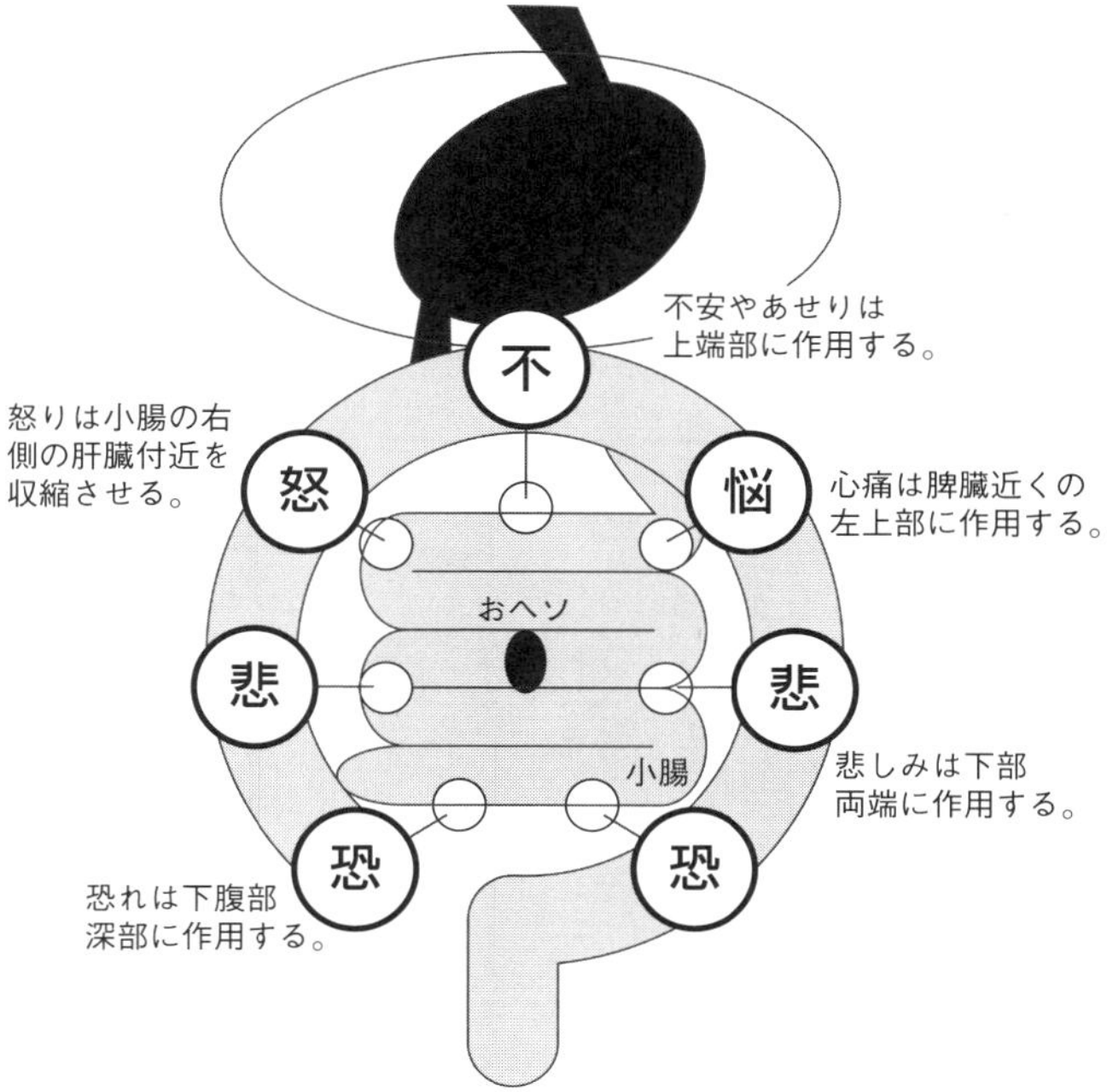
不安やあせりは
上端部に作用する。
不
怒りは小腸の右
側の肝臓付近を
収縮させる。
怒
悩
心痛は脾臓近くの
左上部に作用する。
おヘソ
悲
悲
小腸
悲しみは下部
両端に作用する。
恐
恐
恐れは下腹部
深部に作用する。

小腸はあらゆるネガティブな感情を収縮やくねりによって表現する。

ストレス 編

自己診断チェック

イライラすることが多い	□はい	□いいえ
寝つき・寝起きが悪い	□はい	□いいえ
夢を見ることが多い	□はい	□いいえ
手に汗をかくことがある	□はい	□いいえ
一つのものごとに集中できない	□はい	□いいえ
目が疲れる	□はい	□いいえ
肩がこる	□はい	□いいえ
食べ物が胃にもたれる	□はい	□いいえ
口内炎ができやすい	□はい	□いいえ
心臓が高鳴ることがある	□はい	□いいえ
仕事が億劫になる	□はい	□いいえ
家庭内や仕事上に問題がある	□はい	□いいえ
人に会うのがめんどうくさい	□はい	□いいえ
風邪が治りにくい	□はい	□いいえ
ため息がよくでる	□はい	□いいえ
笑うことが少なくなった	□はい	□いいえ
物忘れが多くなった	□はい	□いいえ
性欲が減退した	□はい	□いいえ
飲酒量が増えた	□はい	□いいえ
熱中できる趣味がない	□はい	□いいえ

前ページのチェックシートを使って自己診断してみましょう。いかがだったでしょうか。「はい」の数が多いほど、ストレスによって消化器官や内臓が傷んでいる可能性が高くなります。

【0～1個】……… 非常に健康的です。「腸もみ健康法」で、よりストレスに強い身体をつくってください。

【2～4個】……… 普通です。自分なりのストレス解消法を見つけ、悩みなどをため込まないようにしてください。

【5～9個】……… ストレスによって腸内に毒素がたまっている可能性があります。「腸もみ健康法」と同時に、生活習慣の乱れにも気をつけてください。

【10個～】……… たいへん問題です。体内のバランスが悪循環に陥っています。「腸もみ健康法」を始め、少しでもリラックスできる生活の態勢を整えてください。

第二章　一分間でもできる「腸もみ」

見違えるように身体が軽くなる

私たちは、ストレスに囲まれて生活しています。

人間には適度な緊張が必要ですが、過剰な緊張状態が慢性化すると、心だけでなく身体にもさまざまな悪い影響を与えます。緊張というのは息を止めて身構えることですから、どうしても呼吸が浅くなる。そうすると身体の代謝機能が低下してしまうのです。

要するに、慢性的な酸欠状態で身体が冷えている状態です。

その結果、有害な老廃物や毒素をきちんと排泄できなくなったり、血流がとどこおり、身体全体に十分な酸素が行き渡らなくなったりします。それで、内臓をはじめとする身体の各器官の機能が低下してしまうのです。

内臓脂肪の蓄積や、細胞の膨張は、身体器官のホメオスタシス（ストレスになる外界環境の変化に対して、生体を安定させる仕組み。哺乳類は、神経・免疫・ホルモンの相互作用で維持している）の失調により起こります。

ストレスやマイナスの感情は身体にため込まれます。特に腸にはストレスが蓄積さ

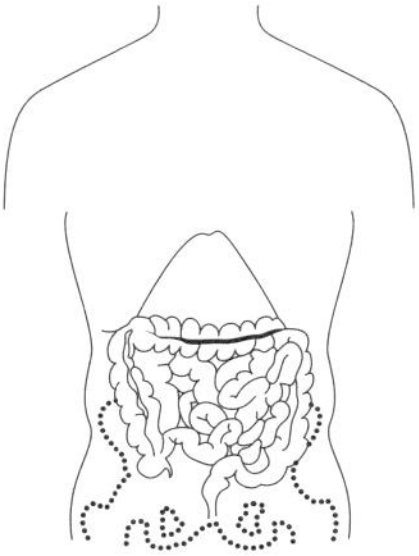

健康な腸

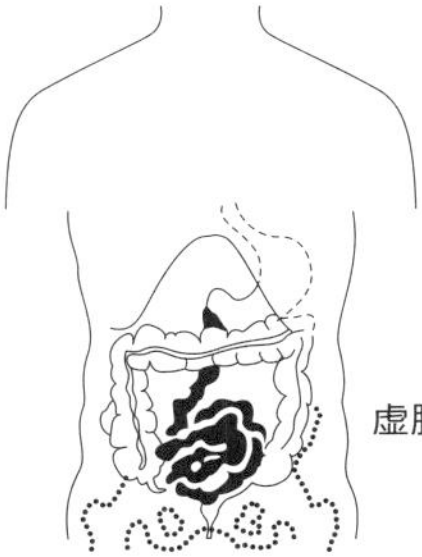

虚脱状態の小腸

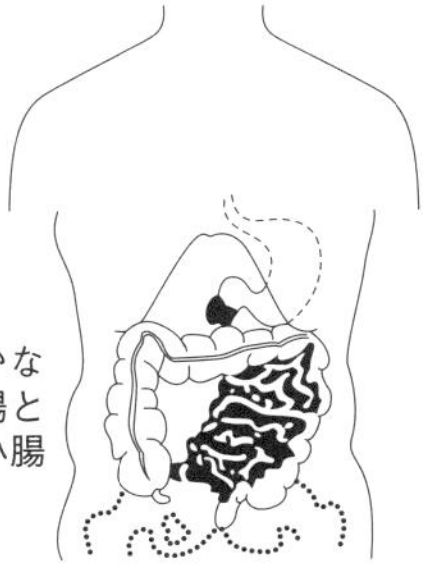

詰まって動かなくなった大腸と虚脱状態の小腸

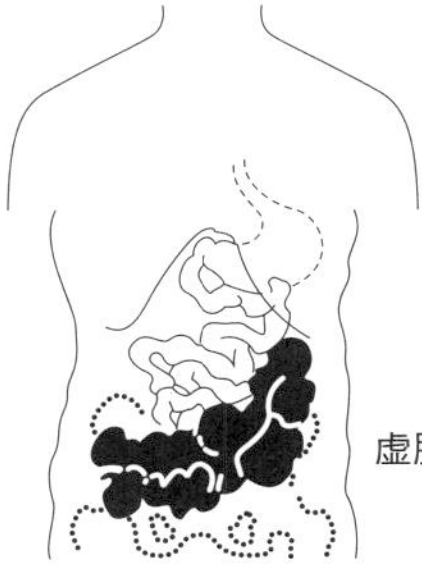

虚脱状態の大腸

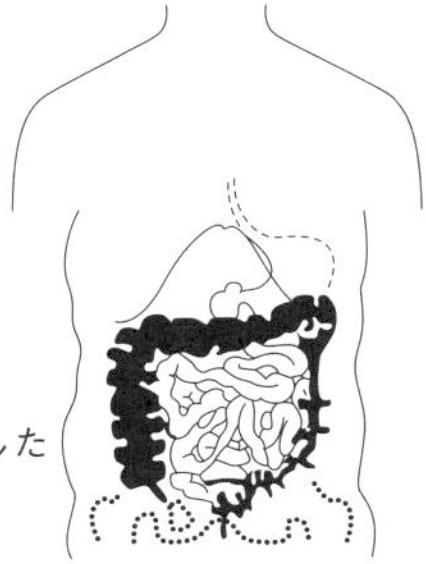

便秘が悪化した状態

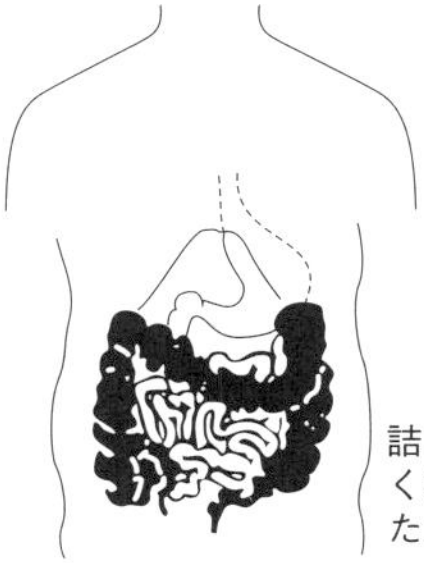

詰まってまったく動かなくなった大腸

れやすいといわれています。ストレスがたまった人のお腹はパンパンに張って板のように硬く、そして冷えています。内臓自体が硬くなっている証拠です。

一度お腹を触ってみてください。あなたのお腹は硬くありませんか？

お腹がカチカチだったら、押すと痛みを感じると思います。健康なお腹は、リラックスした状態だと、やわらかくて押しても痛みを感じません。

まず最初は、あまり痛くない程度にやさしくマッサージしてください。

何度かマッサージをするうちに、お腹がやわらかくなってきますので、ある程度強く押しても痛みを感じなくなります。

内臓にこびりついた脂肪や毒素が分解・排泄されるので、お通じがよくなります。それが最初の自覚症状になると思います。

「腸もみ健康法」は、どこでも簡単にできます。「ちょっと疲れたな」と感じたり、緊張をほぐしたいときに、オフィスでも自宅でも試してみてください。毎日少しだけでも実行すれば、見違えるように身体が軽くなるはずです。

「腸もみ健康法」特選コラム④

アレルギー体質はなぜ治らないのか

花粉症や喘息《ぜんそく》、アトピー性皮膚炎、化学物質過敏症などアレルギー性疾患が増えています。

こういったアレルギー症状は三〇年から四〇年くらい前の日本にはほとんど見られなかったそうです。ところがいまや日本人の三人に一人が何らかのアレルギー性疾患で悩んでいるといいます。

特に子どものアレルギーは深刻です。一九九六年に日本学校保健会が行った調査によると、子どもたち全体の四〇パーセントから五〇パーセントがアレルギー疾患を持っているというのです。

また全国民の二〇パーセントはスギ花粉症にかかっています。

一九九九年の厚生省（現・厚生労働省）の調査によると、八〇年代初頭では一二パーセントほどだったアトピー性皮膚炎の罹患率が、九〇年には二三・七パーセントとなり、九九年にはついに四〇パーセント近くにまで上がるようになったとのこと。さらには、化学物質過敏症であるシックハウス症候群の患者数は推定で五〇〇万人にも及ぶとされています。

こうやって数字を並べてみると、いかに私たちの身体がおかしくなっているかが、おわかりになるでしょう。

アレルギーとは特定の物質に対する過剰反応のことです。身体は侵入してきた異物を排除するために白血球の中にあるリンパ球を作用させます。しかし、その免疫機能が過剰に働いてしまい、身体にとって不利になる病的な反応を起こしてしまうわけです。

こういったアレルギー性疾患が増え続けている原因のひとつは、地球環境の悪化だといわれています。ただし、排気ガスや農薬などが直接アレルギー源になるのではありません。

新潟大学の安保《あぼ》徹《とおる》教授は、著書『医療が病いをつくる』（岩波書店）で、「それが副交感神経を刺激して、リンパ球過剰を引き起こす要因となるからだ」と、免疫学的な見地から説明されています。

ところが、現在の一般的なアレルギー治療は、ステロイドホルモン剤による対症療法だけです。ステロイドホルモンは本来、体内で生合成されるもの。それを過剰なまでに外部から取り込めば、組織内に停滞し、変性していく恐れがあります。ステロイドホルモン剤に頼りきる治療は危険なのです。

つまり、アレルギー体質を根本的に改善するには、小手先の対症療法ではだめなのです。まずは体内のバランスをとって、血流を促し、リンパ球過剰体質を変えること。身体の中にとどこおっている毒素を体外に出しきって、体質を内側から変えない限り、アレルギー性疾患の根治はできません。

体内毒素をしぼり出す「腸もみ健康法」は、だからこそ効果があるのです。

腰痛、胃潰瘍、にきびも治った！

私が「腸もみ健康法」の施術を導入して一番驚いたのはお客さまの反響です。ほとんどのお客さまが、その効果を実感されているのです。

「腸もみ」によって直接的に病気が治るわけではありませんが、不純物を排出することによって体内環境を整え、免疫力をアップさせていくことが、体調の改善につながっていくのでしょう。

何人かのお客さまの声をここで紹介させていただきます。

●腰痛に悩むAさんの話

飲食店に勤めるAさん。仕事柄、立ち仕事が多く持病の腰痛に悩み続けていたそうです。私のところへは、普通のマッサージを受けにいらっしゃったのですが、骨盤から矯正する必要があると思い「腸もみ」をおすすめしました。

「五〇代の男です。昔から腰痛があり、いろいろな場所でマッサージを受けていました。一時的にはよくなるのですが、すぐに痛くなる。すっかり慢性化していたのですね。『腸もみ』を先生に紹介され、試してみるとその効果は抜群でした。

最初、私のお腹はパンパンにふくれていて、押されると脂汗をかくような痛みがありました。しかし呼吸を整え緊張を解いていくと、意外に気持ちよくなってきます。マッサージが終わると、運動した後のような独特の爽快感があったので、しばらく続けてみようと思いました。

それからは、トイレの回数も増え、日に日にお腹の腫れがおさまっていきました。それにともない、腰痛もすっかり解消。脂肪がつき膨張した内臓が下垂し、骨盤を押し広げていたためだと先生に教わりました。

さらには、足のむくみもとれて、立ち仕事も苦にならなくなりました」

●ストレスから胃潰瘍になったBさんの話

過労がたたりストレス性の胃潰瘍になったサラリーマンのBさん。健康管理には気をつかっていたそうですが、精神面のケアが足りなかったようです。「腸もみ健康法」を試すと、まず身体が元気になり、それと並行して気も楽になっていったといいます。

「コンピューター系の会社で目を酷使するうえ、中間管理職という立場にあり、仕事の疲れがたまっていたのだと思います。ある日、舌が真っ白になり気分が悪くなったので医者に行ったところ、ストレス性の胃潰瘍と診断されました。そのときは薬で治療したのですが、ストレスがたまると再び胃が痛みはじめるのです。

そこで根本的に内臓の健康を取り戻そうと決意して、『腸もみ』を受けることにしました。

お腹にはツボがたくさんあり、そこを押されるとすっきりしてきます。しばらく通ううちに、胃の痛みはなくなっていきました。

家からサロンまで遠く、通うのが難しいので、最近では自宅で女房と一緒に『腸もみ健康法』をやっているんですよ」

●にきびに悩んでいたCさんの話

近くの女子短大に通うCさん。中学生のころから顔全体ににきびができ、悩んでいたそうです。その後、全身にも湿疹が広がり、温泉に行くこともためらうような状態でした。

「市販のにきび薬を常用していたのですが、気休め程度の効果しかありませんでした。病院で処方されるステロイド剤に不信感がありましたので、人に教えてもらったいろいろな健康法を試す毎日でした。

肉食をやめたり、漢方薬を飲んだり、特別なお茶を煎じてもらって飲んだりもしたのですが、あまり効果はありませんでした。

『腸もみ健康法』は、『体内の毒素を出す』とうたっていたので、もしかしたらにきびにも効果があるのではと思い、このシンプルな健康法を試してみたのです。

先生は親切に説明してくれたので、不安もなくマッサージが始まりました。

次の日、真っ黒な便がでたことを先生に報告すると、体質が改善されている証拠とのこと。その後しばらく『腸もみ』を続けると、化膿していたにきびも小さくなっていきました。

にきびに劣等感を感じ、自分の殻に閉じこもっていた私ですが、気持ちも明るくなり楽しい大学生活を送っています。ありがとうございました」

●出産後の体調不良に悩んでいたDさんの話

二人目の子どもを産んだ後から、全身の倦怠感《けんたいかん》がひどくなったというDさん。三日に一回は不快な症状が襲ってくるので、育児をするのも精一杯だったということです。

「出産後はだるくてしかたがありませんでした。出産すると骨盤がゆがむ人がいると聞いたことがありましたが、『もしかしたら私も』と不安になりました。

さまざまな健康法から、『腸もみ健康法』を選んだのは、骨盤の矯正だけでなく、総合的に体調を整えていこうと思ったからです。

最初の施術後、気分が軽くなったので、その後は一週間に一回のペースでマッサージをしてもらいました。三回目になると倦怠感はなくなり、今では子どもたちを抱きかかえて外に出かけている毎日です」

「腸もみ健康法」特選コラム⑤

予防の医学を見直そう

日本人の死亡原因のトップスリーはガン、心臓病、脳卒中です。さらに糖尿病や肝臓病、高血圧性疾患といった病気も、問題になっています。

今、日本人の健康を脅かしているのは、こうした生活習慣病です。かつて生活習慣病は、「成人病」と呼ばれていました。一般には、四〇代から六〇代くらいの働き盛りの中年層がかかる病気と考えられていたようです。

しかし成人病の発症には、生活習慣が深く関与していることが次第にわかってきました。そこで、一九九六年、厚生省（現・厚生労働省）は「成人病」の呼称を「生活習慣病」に変えることを提唱したのです。

国としては、国民医療費が年々増え続けているので、少しでも生活習慣を改善して病気を予防してほしいとの思いがあったのでしょう。

また、もう一つの理由は、成人病が低年齢化されていき、中高年の病気とは限らなくなったからです。「小児成人病」などという用語が生まれたくらいです。

さて、問題は、言葉ばかりが先走りしてしまい、肝心の「生活習慣の誤りをどう変えればいいのか」が明らかにされてこなかったことです。

ですから、このコラムなどを参考にして、毎日の生活をぜひ変えていってほしいのです。

まずは今晩のおかずから見直してみてはいかがでしょうか。どういったものを食べて、具体的にどうやって自分の免疫力を高めていけばいいのか。

健康づくりは毎日毎日繰り返される日常の中にあります。大切なことは病院だけにすべてを求めずに、病気にならないための予防医学を考えることなのです。

「腸もみ健康法」はきっとその役に立ってくれるでしょう。

「腸もみ」の準備

「腸もみ健康法」を始める前には、呼吸を整えることが大切です。ゆっくり口から息を吐き、吐ききってください。

次に横隔膜を使ってゆっくりと鼻から大きく息を吸います。このように腹式呼吸を行うと、次第に緊張がほぐれてきます。

腹筋や内臓が緊張したままでは、マッサージしても効果はありません。

精神分析家のウィルヘルム・ライヒは「肉体の鎧《よろい》」という言葉で説明していますが、ストレスの強い人は、防御姿勢を取ったり、息を潜《ひそ》めるのが無意識の習慣になっています。

腹式呼吸を練習することで、無意識に行っている浅い呼吸を改善することができるのです。

腹式呼吸は「腸もみ健康法」の基本です。よく覚えておくようにしましょう。

それでは、「腸もみ健康法」を始めていきます。

まずは入門編。

自宅でも職場でも、椅子に座ったままでも、床に正座またはあぐらをかいた状態でも手軽にできるマッサージです。

長時間のデスクワークで疲れているときには、ぜひ休憩をとってやってみてください。身体が軽くなり、力がみなぎってきますよ。

それぞれのエクササイズを各一～三分。忙しいときには、一部のエクササイズを一分間。それだけでも効果があります。

お腹全体の押しもみ（こぶしを使って）

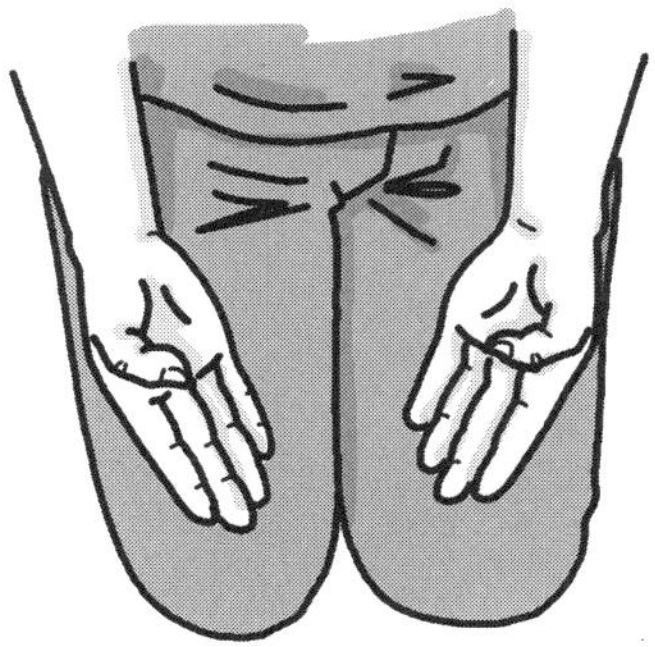

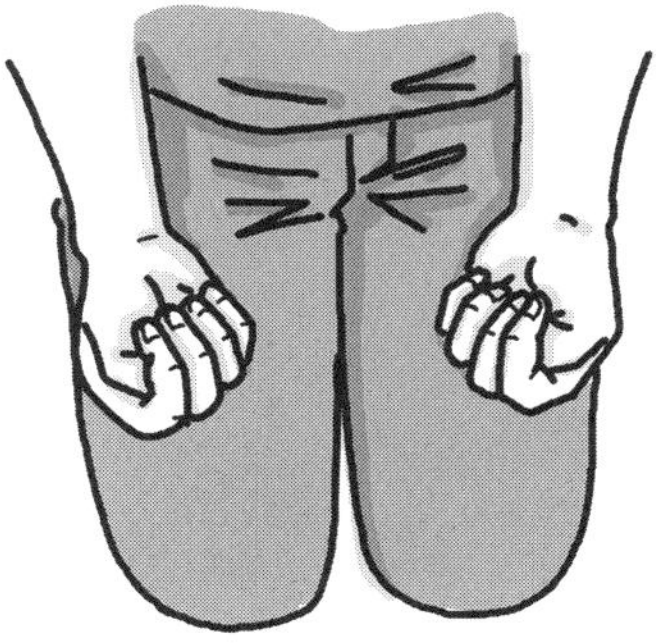

①どこでも結構ですので、リラックスできる場所に座ってください。
両手の親指を中に入れて、こぶしをつくります。
肩の力を抜いて軽くにぎってください。

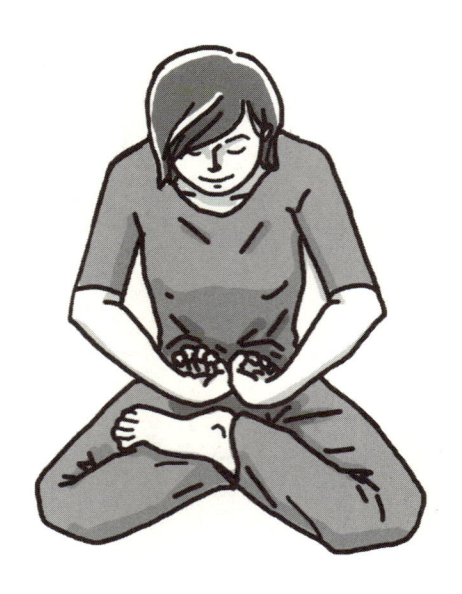

②両足のくるぶしを上下に合わせて、両手のこぶしを揃えて（水平にして）、お腹に当てます。
このとき意識的にお腹を使って呼吸してください。
全身の緊張がほぐれていく様子をイメージするとうまくいきます。

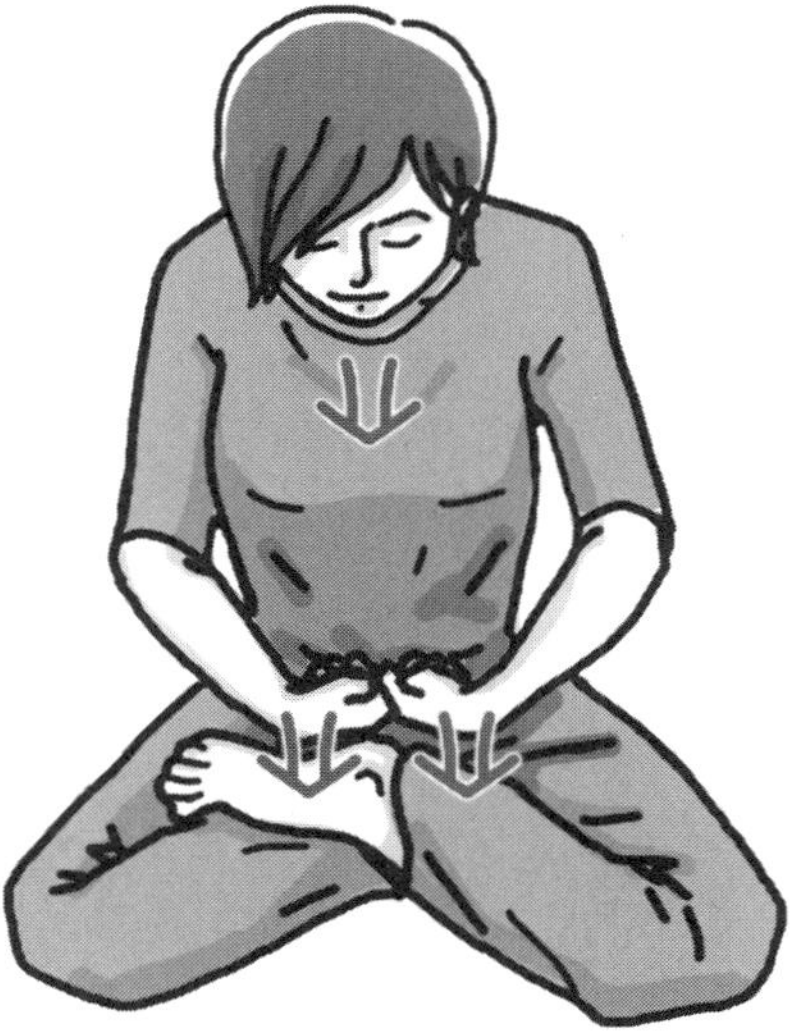

③鼻で息を吸って、上体を倒しながら口から息を吐きます。
こぶしを太股《ふともも》に押し付けてお腹を圧迫します。
息を吐ききったら、しばらく息を止めて押しつづけます。
「だんだんお腹がやわらかくなっていく」状態をイメージしてください。

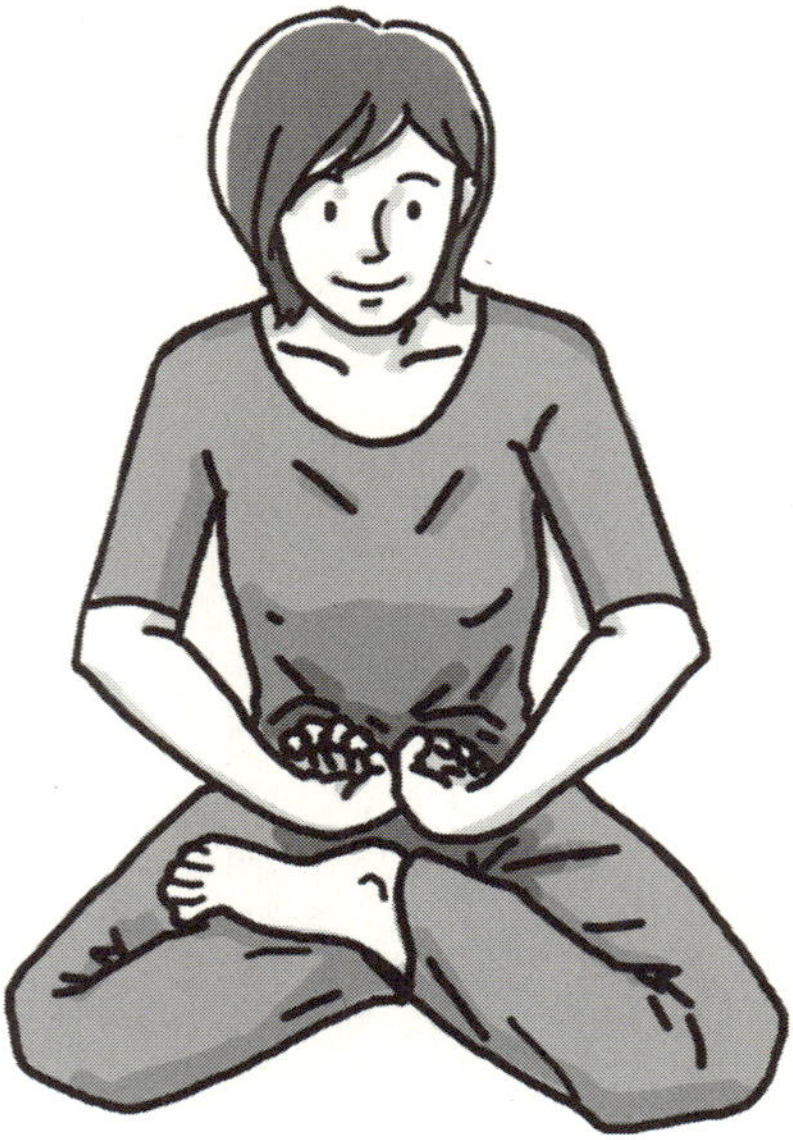

④苦しくなったら、ゆっくり息を吸いながら上体を元に戻します。
あくまで、ゆっくりやることがポイントです。

最初は苦しいかもしれませんが、次第に腹部がやわらかくなっていくのを実感できるはずです。

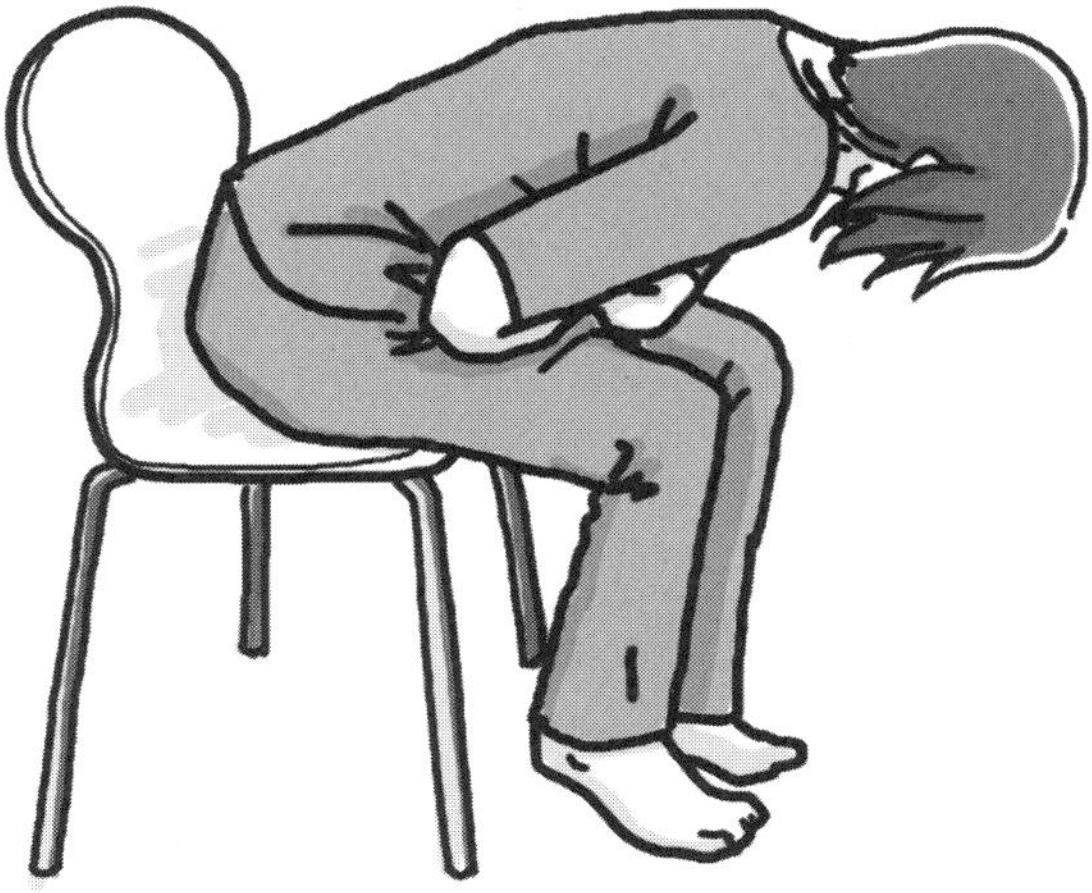

⑤前記のエクササイズを、こぶしの位置を変えて、おヘソの上（正面、左、右）、おヘソの下（正面、左、右）、計6つのポイントを順に繰り返します。
各エクササイズを15～20秒やります。
全部で2分～3分程度になります。
（上の図のようにイスに座って行ってもOKです！）

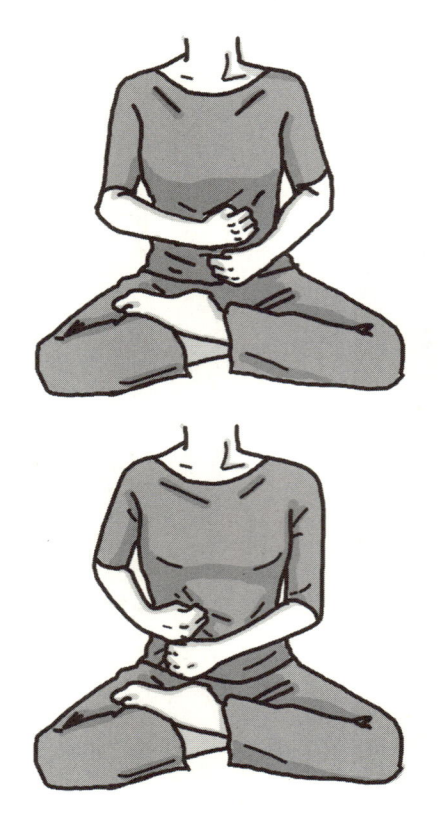

⑥次に、こぶしの位置を縦にして、同じ要領で正面、右、左と3つのポイントを順に行ないます。
横隔膜を使って腹式呼吸をします。
このエクササイズも同様に1ヵ所を15～20秒、全部で2分～3分程度行います。

お腹全体の押しもみ（指先を使って）

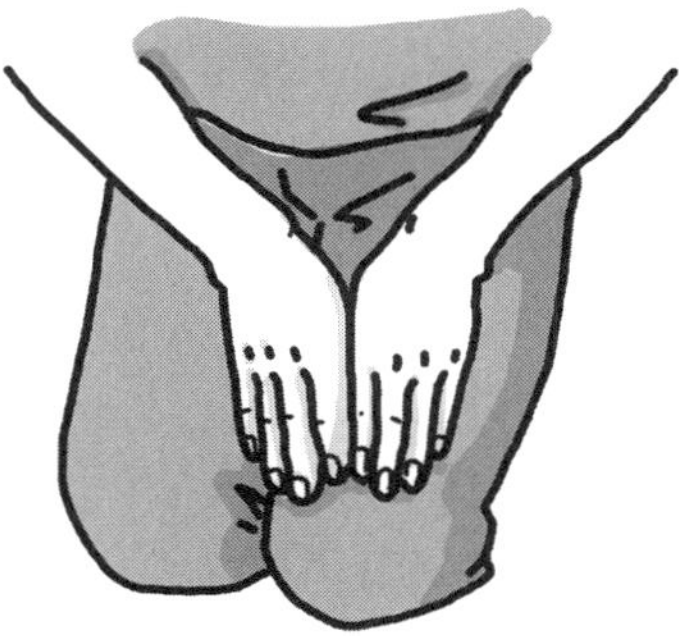

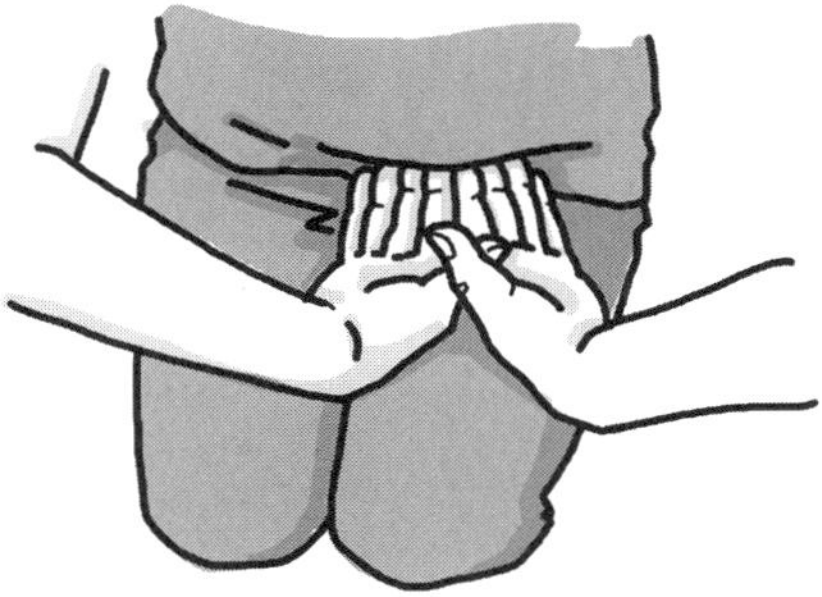

①両手の手のひらを開いて揃え、膝の上においたあと、
指先をお腹に向けます。
肩の力を抜いてリラックスしてください。
そのあと、息を吐きながら上体を前に倒していきます。
すると、指先が自然にお腹のなかに入っていきます。

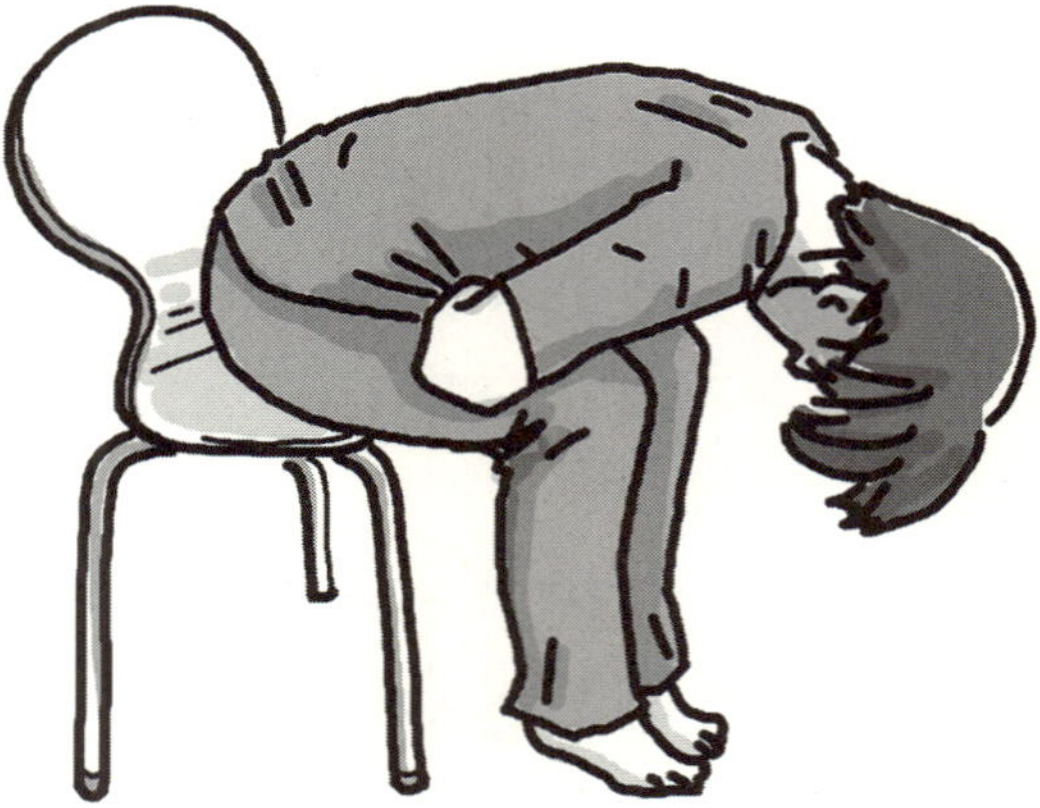

②両方の手の甲の付け根を太《ふと》股《もも》に押し当てるようにして、
指先をお腹の中に押し込んでいきます。
指先でじわじわとやさしく押しもみしてください。
（上の図のようにイスに座って行ってもOKです！）

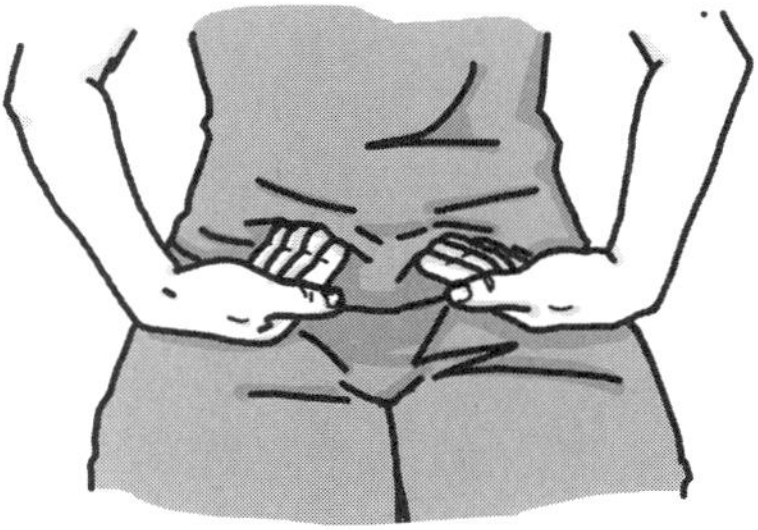

③息を吸いながら、上体を元に戻していきます。
お腹にとどこおっている不純物が流れていく様子をイメージしてください。

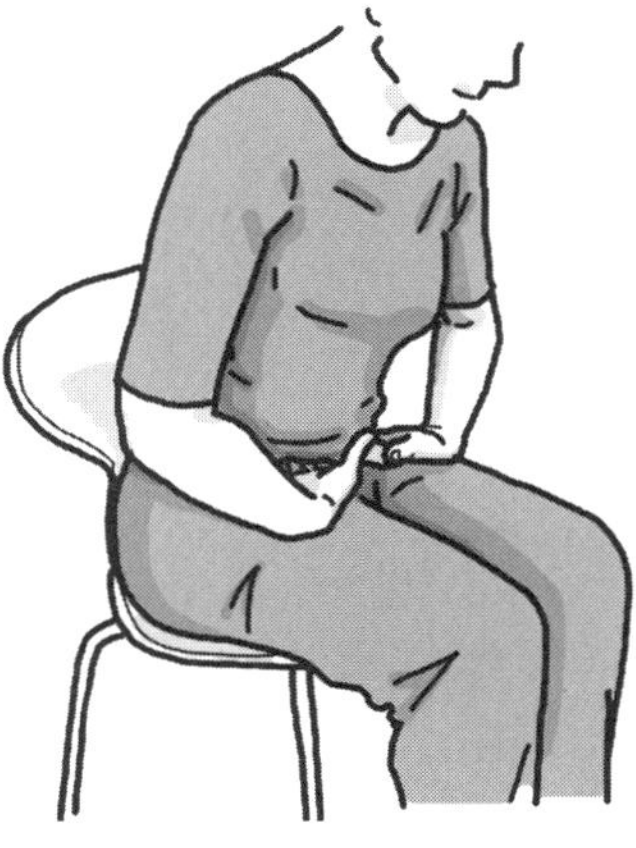

④手のひらの位置を変えて、おヘソの上（正面、右、左）、おヘソの下（正面、右、左）、計6ポイントのエクササイズを順に行います。
各エクササイズは20秒ほどです。

「腸もみ健康法」特選コラム⑥

子どもたちを守ろう

成人病は、身体の老化現象による病気といえます。その老化が最近は子どもに起こっているのです。糖尿病や消化性潰瘍、動脈硬化症、虚血性心疾患、肥満症、高血圧症といった、本来なら中高年しかかからない病気が、元気な盛りの子どもに蔓延《まんえん》しています。

日本人の身体はいったいどうなってしまったのでしょうか。

たとえば、コレステロール値を見てみましょう。日本人のコレステロール値は、六〇歳以上の人で比べると、欧米人よりもうまくコントロールされています。

ところが、一〇歳以下の子どもを比較すると、アメリカの子どもの一・五倍近くの数値を示すのです。ハンバーガーなどの肉類、インスタント食品、半加工品、砂糖がたっぷり入った清涼飲料――子どもたちが日常口にしているものと、高いコレステロール値とは無関係ではないでしょう。

しかし新潟大学の安保徹教授はこんな指摘もしています。

「コレステロールは、すべての細胞の構成成分であり、ホルモンやビタミンDの原料となる。身体にとっては欠かせないものだ。だから全コレステロールの約八〇パーセントは体内で生合成されている。そして、この体内での合成量がストレスで上昇するのである。ストレスが交感神経を緊張させ、再生組織の死滅とその再生を促進させるからである。だから、コレステロール値を下げるには、ストレスの多い生活を改めることだ」

家族や友だちなど人間関係のストレス、学校のストレス、受験のストレス。たしかに、今の子どもたちの生活には、さまざまなストレスの要因があふれています。

しかし、ストレスはいつの時代にもあったはずです。もしかしたら、現代の子どもたちは「少々のストレスにも耐えられないほど」弱くなっているのかもしれません。

疲れやすかったり、すぐにキレたり、アレルギーに悩まされたり、低体温だったり、集中力がなかったり、長い間立っていられなかったり……。

今の子どもは大丈夫なのでしょうか。

人間には自分の身体を守る力が備わっています。免疫力や適応力、調整力、回復力などです。これらを「防衛体力」と呼びます。

体力をつけるためには、スポーツや筋力トレーニングをすればいいのですが、この防衛体力は生まれつき備わっているものなので、改めて身につけるのが大変なのです。

生活を見直して、ストレスとうまく付き合うこと。そういう人生に対する処方箋《しょほうせん》も子どもたちには必要なのではないでしょうか。

腸内環境を整えれば身体も変わってきます。その結果、精神的にもいい影響があるのです。ですから、お父さん、お母さん、お子さんと「腸もみ健康法」をやってみてはいかがでしょうか。不摂生な生活を続けていたら、一〇年後、二〇年後の彼らには、さらに悲惨な、生活習慣病が待ち受けていることでしょう。

第三章　これで完璧「腸もみ健康法」

基本姿勢と準備マッサージ

それでは本格的な「腸もみ健康法」に入っていきましょう。

健康な人の腹部はやわらかいのですが、不健康な人は板のように硬くなっています。そして、触ると痛がって悲鳴をあげる人もいます。私のサロンにいらっしゃる人も、最初はそういう人が多いのです。

胃や腸など内臓器官の多くは筋肉です。それが硬直してしまうのですから、きちんと働かないのです。

「腸もみ健康法」を行うと、硬くなった内臓が、もみほぐされて緊張がとれてきます。また血液やリンパの流れがよくなることで、だんだんやわらかくなってきます。

お腹がやわらかくなると、さらに深い部分のしこり（こり）の場所がわかるようになってきますので、次にそれを取るマッサージに進みます。

ですから最初は、痛くない程度のソフトなタッチのマッサージから始めてください。

●場所・時間

「腸もみ健康法」は、あなたがお部屋にいるときならいつでもできます。リラックスできる時間を見つけてエクササイズしましょう（食後すぐは控えてください。妊婦や胃腸の手術をした人、薬を飲んで炎症を抑えている人もやってはいけません）。

各エクササイズは数分程度。全体でも二〇分ほどで終了しますが、時間がなければ一部のエクササイズだけ、ほんの三分程度でも有効です。

●姿勢

仰向けに寝た姿勢でエクササイズします。ベッドの上、畳の上、カーペットの上など、どこでもＯＫです。

それでは仰向けになって足を肩幅に開き、膝を立てた状態になってください。

●呼吸

腹式呼吸をしてください。押すときはお腹の力を抜き、口から息を吐きます。元に戻すときは鼻から息を吸います。

「腸もみ健康法」特選コラム⑦

食べすぎは「腸」を傷める

正常な胃のサイズは、だいたいその人の握りこぶしくらいの大きさだといわれています。

しかし胃の大きさは、内容物の量によってゴム袋のように変わり、つめ込むと一二〇〇～一六〇〇ミリリットルもの容量となります。

この柔軟性が、実はやっかいなのです。

現代は飽食の時代です。現代人の胃は、ほとんどが食べすぎによって拡張しています。正常なサイズの三倍から五倍という人はザラで、時には一〇倍になる人もいます。

問題は、その胃が他の臓器を圧迫することです。慢性的な食べすぎで、胃が拡張していくと、胃にかぶさって覆っている肝臓、胃の裏側にある膵《すい》臓《ぞう》と腎臓、胃の下を左右に走っている大腸といった臓器が機能不全に陥ってしまいます。

それが、肝臓病、膵臓病、腎臓病などの要因になるのです。

さらに圧迫の余波は、小腸、肺、心臓、脾臓《ひぞう》、卵巣、子宮、前立腺にもおよび、背骨、腰骨にまで少なからぬ影響を与えます。

たんなる胃拡張と軽くみるわけにはいきません。

大腸や小腸が、拡張した胃で圧迫されると、腸は正常に働かなくなります。

腸は、蠕動《ぜんどう》運動によって、消化物や老廃物を押し流していきますが、その機能が低下すると、流れが停滞し、腸壁にカスがたまっていきます。その結果、腸は異常な形に変形していくのです。

腸内に憩室《けいしつ》（ポケット）ができ、そこにこびりついた消化物は、時間がたつにつれ腐敗していきます。

こうして、人体に有害な毒素が産出されるのです。毒素は腸壁から血液に吸収され、門脈から静脈を通って肝臓に運ばれます。

肝臓はフィルターの役目をしていますので、毒素を除いていきますが、それにも限度があります。毒素の量があまりにも多いと処理しきれず、肝臓はオーバーワーク状態になってしまいます。その結果、浄化しきれていない血液が再び、全身の血管内を汚染しながら細胞に行き渡ってしまうのです。

このように、体中の各組織はつながっています。

逆にいえば、食生活を改善するだけでも、腸の働きを活性化させることができ、生活習慣病などのさまざまな病気を治すことができるのです。

ゆらゆら振動でお腹をリラックスさせる

タミーロック

赤ちゃんはお母さんにお腹をさすってもらうだけで、安心して眠りにつきます。

これがタミーロックです。

「タミーロック」とは、「お腹のロッキングチェアー」という意味。お腹の緊張を緩めるだけでなく、心が安らかな状態になります。

タミーロックは「腸もみ健康法」の、いわば準備体操。お腹を少しずつほぐす重要な導入部分ですので、おろそかにはできません。

まずは、ベッドや布団の上で仰向けの姿勢になってください。

枕に頭をのせ、膝を立てて行います。

脚用の枕を利用すると、よりリラックスできますが、バスタオルを丸めたもので代用するのもいいでしょう。

音楽を聴きながらでも、テレビを見ながらでもOKです。とにかくリラックスしてください。

それでは始めます。仰向けに寝た姿勢で足を肩幅に開いて膝を立て、口から息を吸いながら腰をねじって、お腹を左右にゆらします。これを一分くらい続けます。

二人でするときは相手にお腹をやさしく揺さぶってもらいます。胃のあたりに手のひら全体をのせ、手を固定したまま細かい振動を加えていきます。

服の上から押さえればいいのですが、オイルを使う場合は大判のバスタオルなどを敷くといいでしょう。

人によって、痛いところ、気持ちがいいところが違うと思います。

緊張がほぐれてきましたでしょうか？

タミーロック

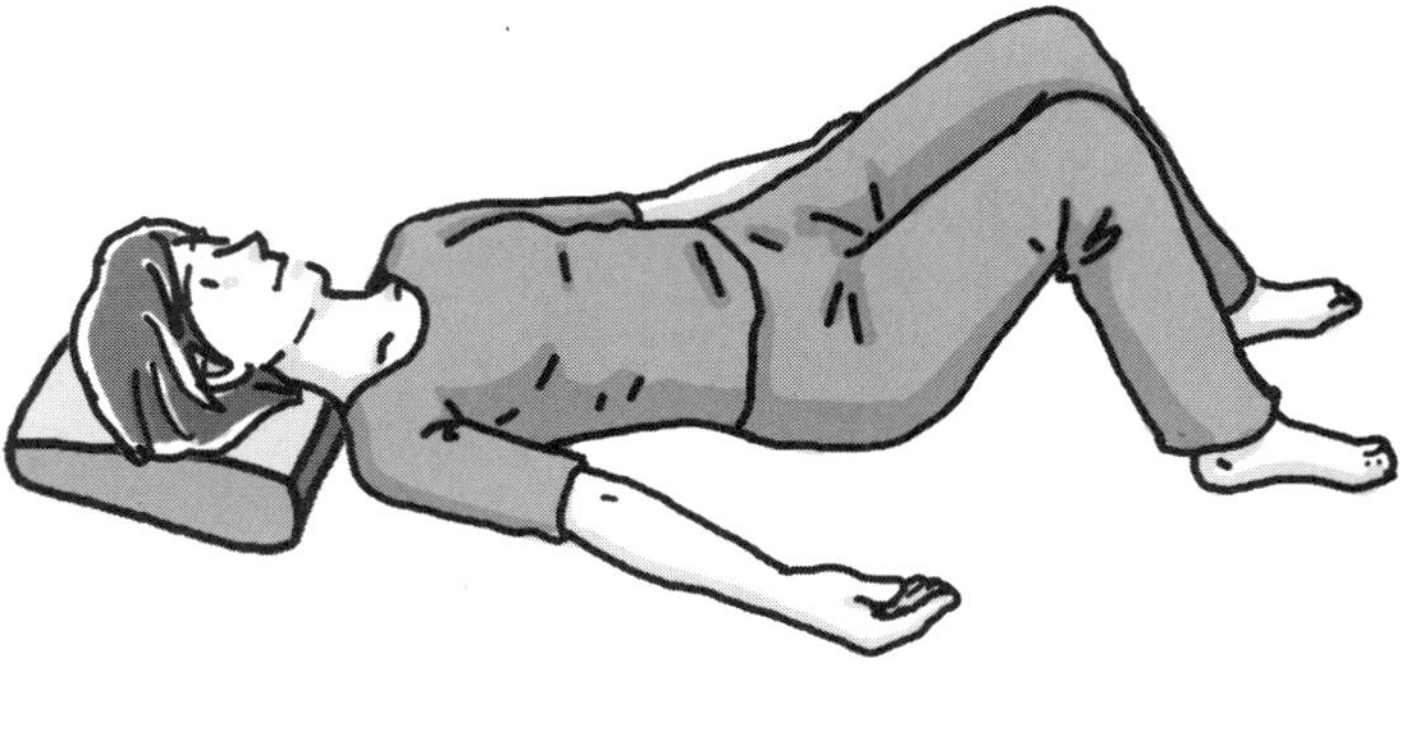

①ベッドや布団の上に仰向けになってください。
頭を枕にのせ、膝を立てます。
リラックスできましたでしょうか。

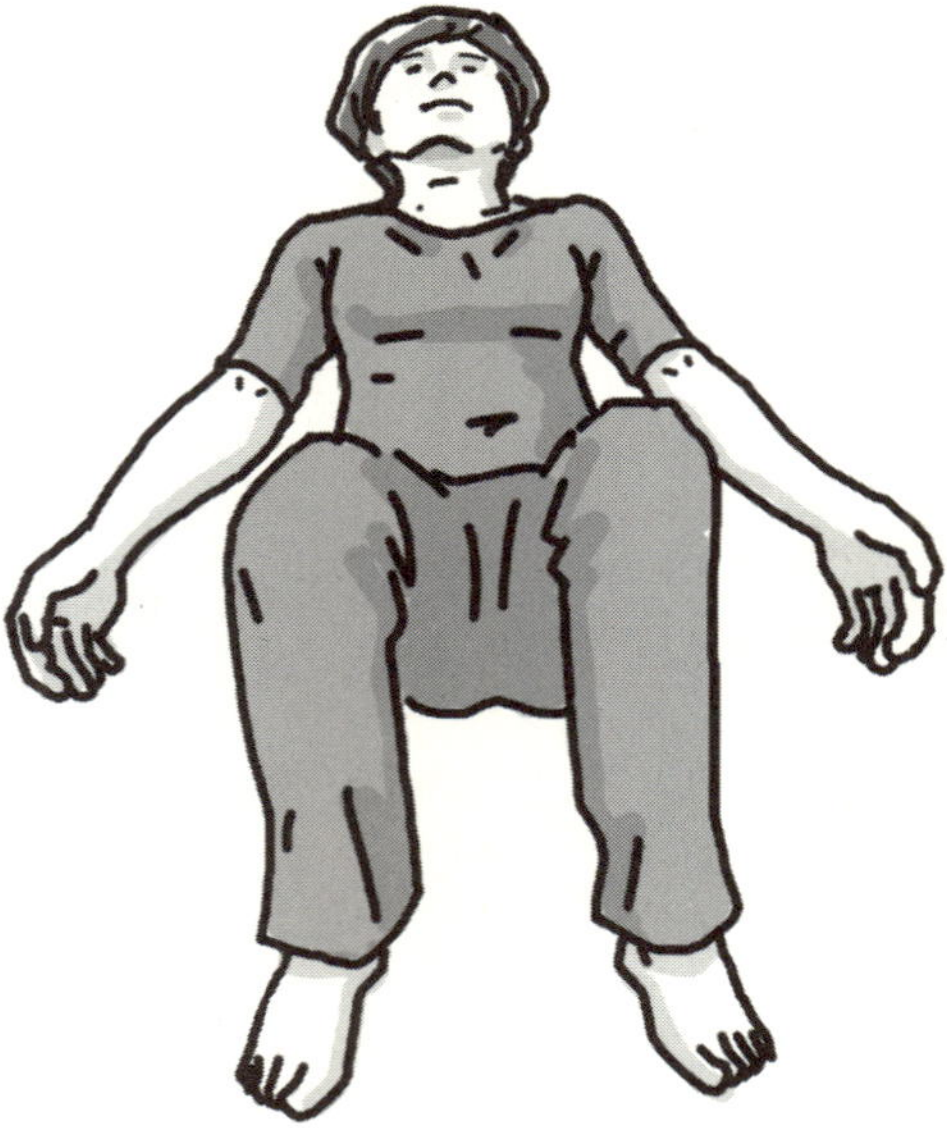

②それでは大きく深呼吸してください。
内臓全体に酸素がゆきとどくように、
ゆっくりと呼吸します。

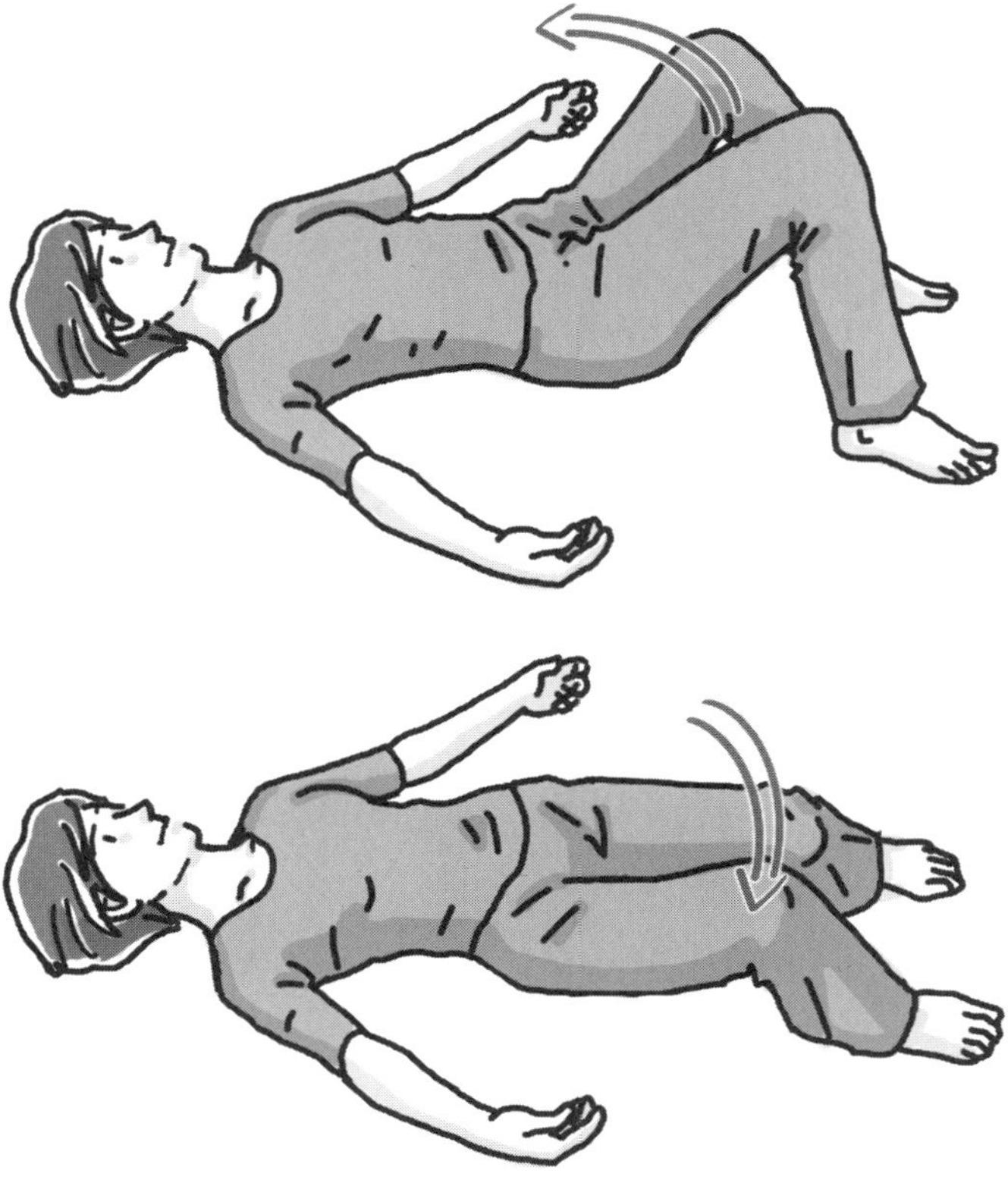

③息を吸いながら腰をねじって、お腹を左右
にゆらします。
これを１分間続けてください。
心身ともに緊張がほぐれていくはずです。

「腸もみ健康法」特選コラム⑧

肉食は腸内環境を悪化させる

戦後、日本人の食生活は大きく変わりました。野菜・穀物・豆類中心の植物食から、肉・卵・牛乳など高たんぱく食品中心の欧米型の食事へと移行したのです。

しかし、動物性たんぱく質を大量にとることの弊害《へいがい》が、いま問題になっています。

かつては、動物性たんぱく質は、体内でアミノ酸に分解され血肉となるための理想的な栄養源とされていました。しかし最近の研究では、肉や卵、魚、乳製品などを大量に摂取すると、胃腸でアミノ酸になるまで完全に分解されることはなく、吸収もされないため、かえって老廃物になってしまうことがわかっているのです。

動物性たんぱく質の老廃物は、腐敗を起こしやすく、そこから大量の硫化水素、インドール、メタンガス、アンモニア、ヒスタミン、ニトロソアミンといった毒素をつくりだします。また、細胞を酸化させ、老化を早め、ガンなどを引き起こす活性酸素を生みだします。

ガン、心臓病、脳血管疾患、糖尿病といった生活習慣病が増えているのは、過度の肉食にも影響があると考えられます。

身体の組織の成長や維持に、たんぱく質は必須です。また、たんぱく質は体内では生成できないため、外から食事でとらなければなりません。

問題はその摂取量です。最近の研究では、たんぱく質の摂取量は一日六〇グラムくらいあれば十分であることが明らかになってきていますが、日本人はその必要量より二〇パーセント以上多いたんぱく質をとっているのです（一九九九年「国民栄養調査」厚生省）。

必要以上にとったたんぱく質は身体の中で燃やされ排泄されるのですが、それには消化や代謝といった作業が必要になります。

燃料としてのたんぱく質は、炭水化物や脂質に比べると非常に熱効率が悪いので、高たんぱくの食事を続ければ続けるほど、消化器系の臓器に大きな負担がかかります。

それが動物性たんぱく質である場合は、さらに危険です。

たんぱく質は分解されてアミノ酸になりますが、大量のアミノ酸が分解されると血液が酸性に傾くため、中和するカルシウムが必要になります。

そして、その中和作業には、骨や歯にあるカルシウムが使われ、水分やアミノ酸と一緒に尿として排泄されてしまうのです。

過剰なたんぱく質は、体内のカルシウムを奪う危険性まであります。

今晩のおかずから肉のメニューを減らしてみませんか。

緊張をとき、腹筋をやわらかくする
お腹全体の押しもみ

だんだんお腹が緩んできたでしょうか。

これからお腹全体を押しもんでいきます。

さらに腹部の緊張がとれていきますよ。

仰向けに寝て膝を立て、枕または座布団を二つ折りにして腰の下に入れます。

最初に横隔膜を使って深呼吸してください。腹部に酸素を行き渡らせながら、お腹全体を押しもんでいきます。

まずは腹筋をやわらかくします。腹筋が硬かったら、内臓をもむことができません。腹筋をまず緩める必要があります。

できるだけお腹の力を抜いて、両手の手のひらで時計回りに円を描くように押しもんでください。

力が入らないときは、手を重ねて押しもみます。

次に内臓の筋肉を緩めていきます。

慣れてきたら波打つように押しもんでください。これを一分くらい続けます。時計回りにマッサージするのは、腸内の食物の経路が時計回りになっているからです。腸はぐにゃぐにゃと屈曲していますが、食物が胃から小腸、大腸を経て直腸にいたる経路は、時計回りになっています。

その流れに逆らわないように、時計回りにマッサージしてください。

お腹全体の押しもみ

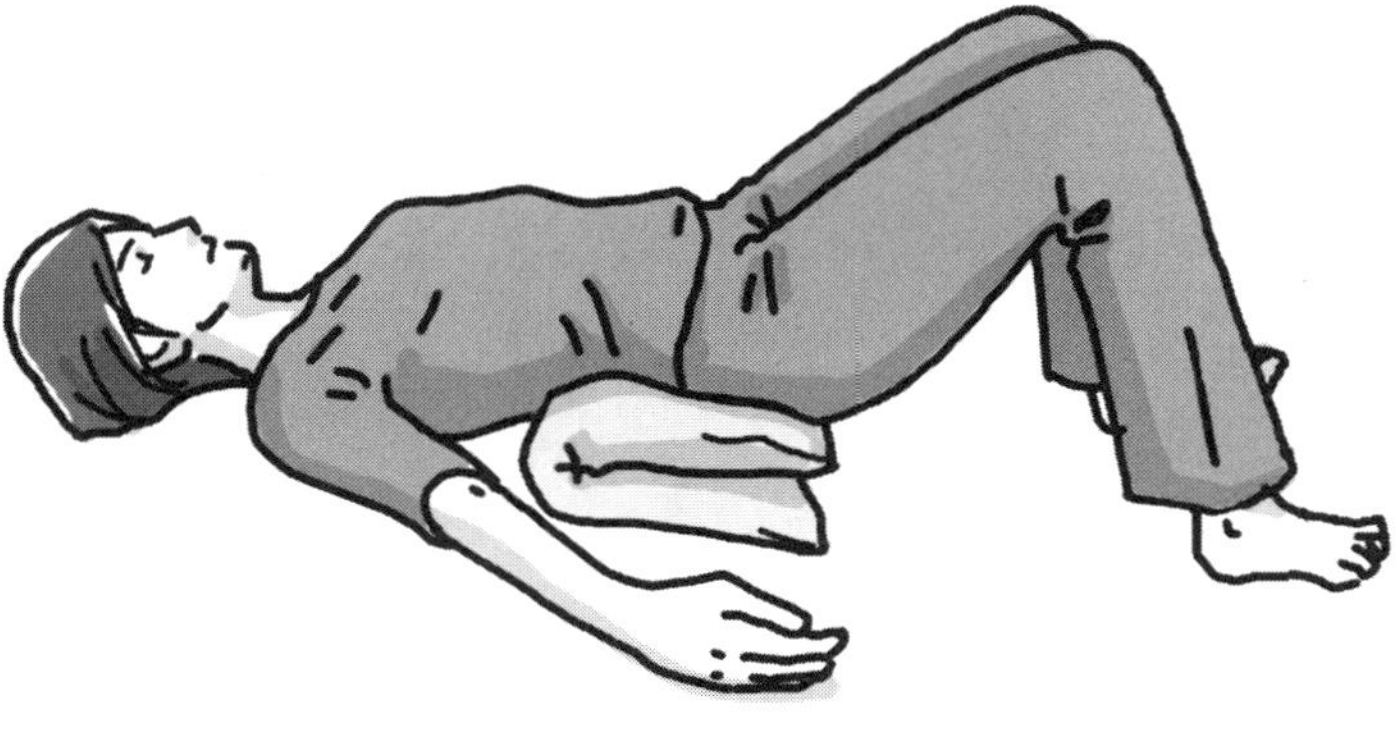

①仰向けに寝て膝を立て、座布団などを使って腰を浮かします。
お腹を使って大きく深呼吸してください。
腹筋がどんどんやわらかくなっていく状態をイメージします。

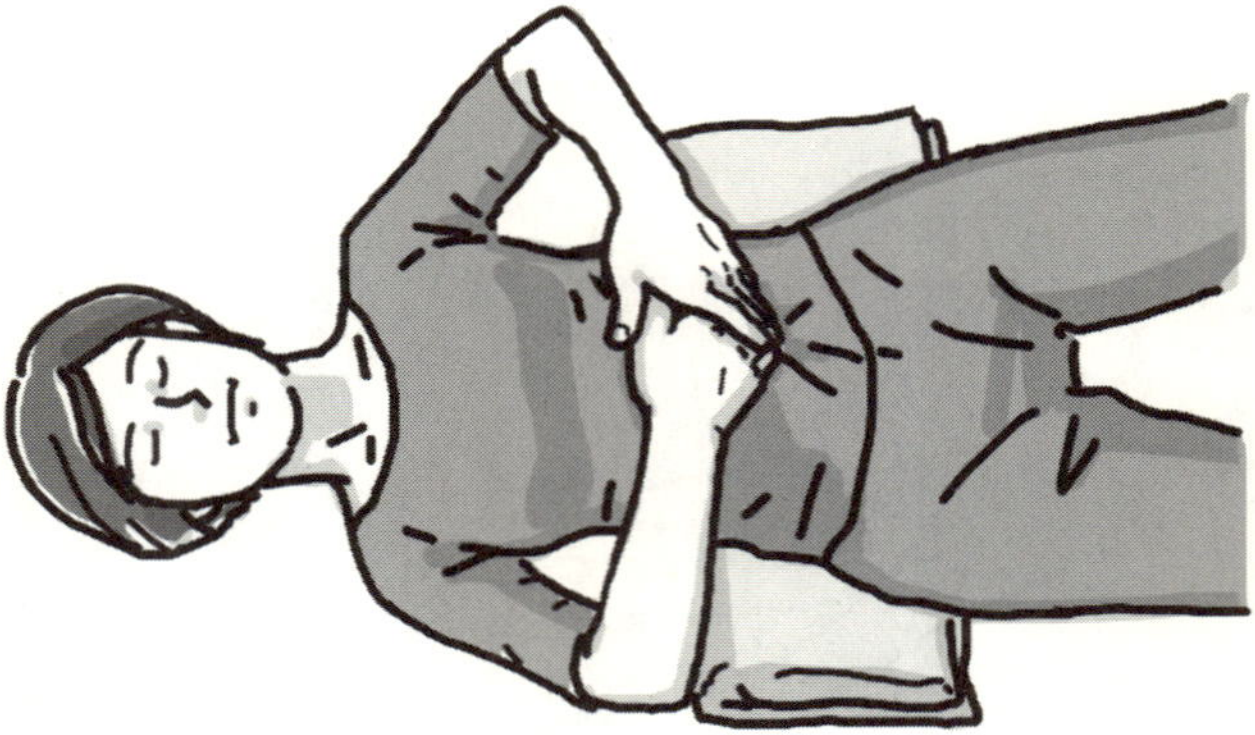

②身体の力を抜いて、両手のひらを重ねてお腹に当てます。
手のひらの熱で、お腹全体があたたかくなる様子をイメージしてください。

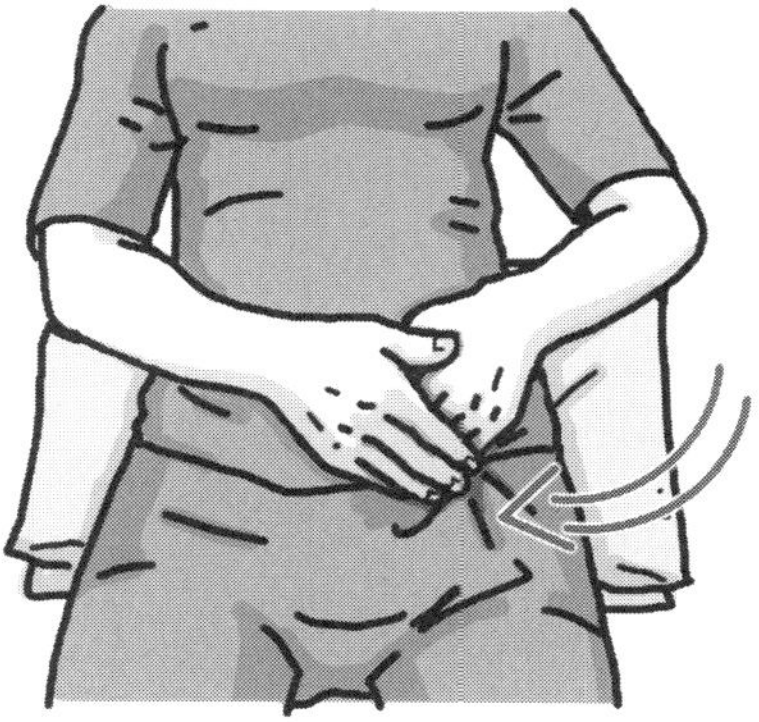

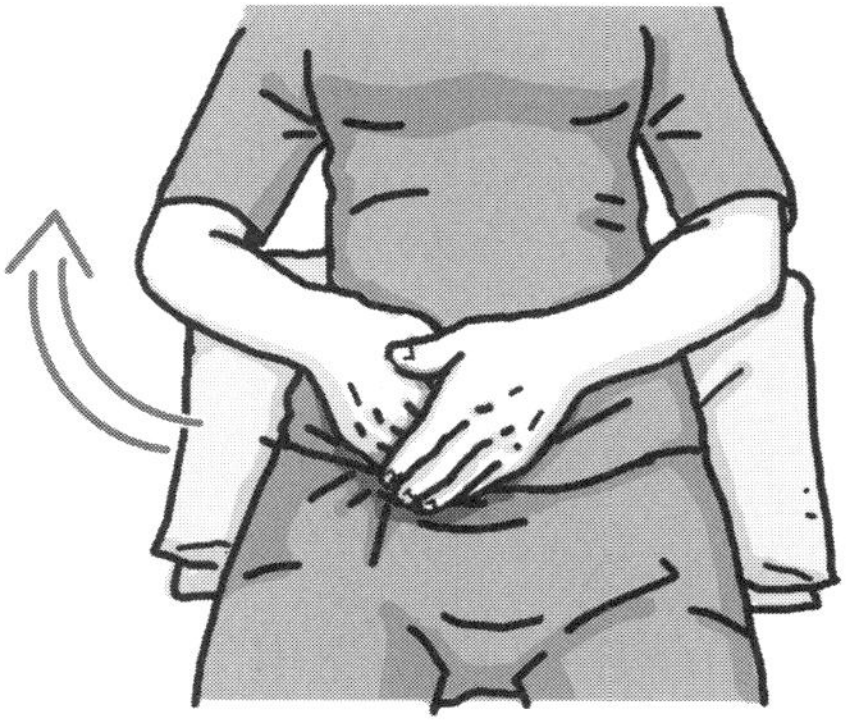

③できるだけ力を抜いて両手の手のひらで時計回りに円を描くようにもんでください。
内臓に意識を集中します。
これを１分間続けてください。

「腸もみ健康法」特選コラム⑨

おそろしい化学食品

現代は大量生産・大量消費の時代です。その結果、普段口に入れている食品がどういった経路で食卓にのぼったのか見えにくくなっています。効率よく生産するために農薬や化学肥料を使った野菜なのか、病気にならないように抗生物質が投与された養殖魚なのか。あるいは、遠距離から輸入されるため、防腐剤などの添加物が多く含まれているのか。はたして私たちは、その安全性を完全に理解しているといえるのでしょうか。

自分がいま食べているものに、どんな化学物質が含まれているかを正確に把握できる人は少ないはずです。

せめて、化学性食品添加物にはどんなものがあるのか、自分たちがいま食べているものは、どんな化学物質で〝汚染〟されているのかくらいは知っておいていいでしょう。

現在、市場に出回っている加工食品には、次のような化学性食品添加物が使われています。

合成着色料、防虫剤、保存料、防腐剤、防カビ剤、殺菌剤、酸化防止剤、被膜剤、強化剤、調味料、酸味料、甘味料、香料、発色剤、漂白剤、凝固剤、乳化剤、膨張剤、糊料、結着剤などなど。わが国で許可されている食品添加物の種類は三五〇種類を超えるのです。

さらに、日本は食品添加物の使用量が世界第一位です。

その結果、おそろしいことが起こっています。

人間の身体、特に消化器官（口、食道、胃、小腸、大腸、肝臓、膵臓など）は、どんな科学技術をもってしてもつくることのできない、複雑で巧妙なメカニズムを持つ化学工場のようなところです。この精妙な化学工場に、あってはならない異物、つまり生体リズムを乱すような、他の化学物質が入ってきたらどうなるでしょうか。

異物が入ってきても、体内を通過してすぐに排泄されればいいのです。しかし、腸内の壁に引っかかり、こびりついて化学物質同士が相互反応したり、ガスを発生させる可能性もあります。いずれにしても人体にとって有益なはずがないのです。

日本人が摂取する食品添加物（その多くが化学合成品）は、厚生労働省の調査では一日に一・六グラムとされています。しかし、ある市民グループの調査では、一日の摂取量は一〇グラム以上になるというのです。

この数字は、あながち誇張とはいいきれません。日本では、約三五〇種類の化学合成食品添加物が使用許可を受けていますが、表示義務があるのは八〇種類のみ。ラベルに表示しなくてもいい添加物が二七〇種類もあるのです。

つまり、私たちは無意識のうちに食品添加物を摂取している可能性が高いのです。

さらに生活の中のさまざまな場面に、化学物質はあふれています。食品の包装容器類にも化学物質が使われ、カップめんの容器や缶詰のコーティング剤からは、環境ホルモン物質が検出されています。

野菜に付着している農薬も問題です。日本は農薬の使用量世界第一位で、年間約六〇万トンもの農薬が生産され、殺菌剤、除草剤、殺虫剤として使われています。除草剤の中には、昔ベトナム戦争で枯れ葉剤として使われたような猛毒を含んでいるものもあります。

私たちは知らず知らずのうちに毒物を体内にとり入れているのです。

ですから、食事には気をつけるにこしたことはありません。そして、「腸もみ健康法」で、腸内にこびりついた化学性の不純物を流しだすことが大切なのです。

おヘソまわり六点押しもみ

腸の硬い部分を見つけ、集中的にもみほぐす

おヘソのまわりは非常に重要な場所です。東洋医学ではおヘソの真下のあたりを「丹田」と呼びますが、古来、中国医学では健康を左右する重要なツボとされてきたところです。

実際、このあたりは、腸の働きをコントロールする神経やリンパ節などが集中しています。

「腸もみ健康法」では、その部分のマッサージから始め、徐々に深部の小腸、大腸、肝臓、脾臓《ひぞう》、膵臓、腎臓など内臓全体に進んでいきます。

母親のお腹の中では、赤ちゃんは、おヘソを通して栄養の吸収と排泄を行います。赤ちゃんにとっては、おヘソは身体機能の中心なのです。その機能の痕跡は生まれた後も、生涯を通じて残っています。

それで、各臓器が処理しきれない毒素が集まりやすくなっているのです。毒素は丹

田近くの皮下脂肪や内臓脂肪に多く溶け込んで蓄積されています。

そこを集中的にマッサージすることによって、余分な皮下脂肪や内臓脂肪を分解し、毒素を体外に排出させるわけです。

最初は、ゆっくりと痛くない程度にやさしくマッサージしてください。慣れてくると痛くなくなりますので、指を深く押し込むことができるようになります。

さあ、次のページから「おへソのまわり六点押しもみ」を解説していきましょう。

おヘソまわり６点押しもみ

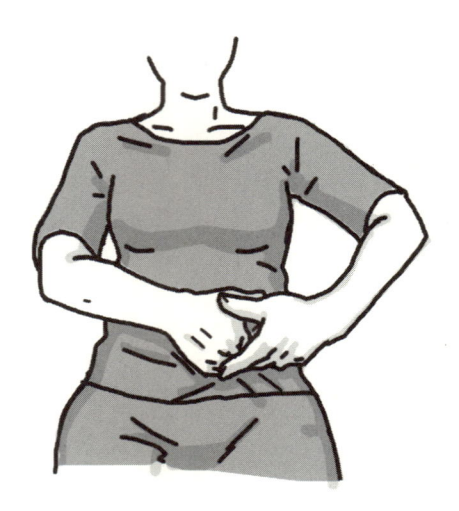

①横になってリラックスしてください。
最初は痛くない程度にやさしくマッサージしていきます。

骨盤から指２本上くらいにある腸骨の部分に、両手の親指を除いた４本の指を重ねて押し込みます。

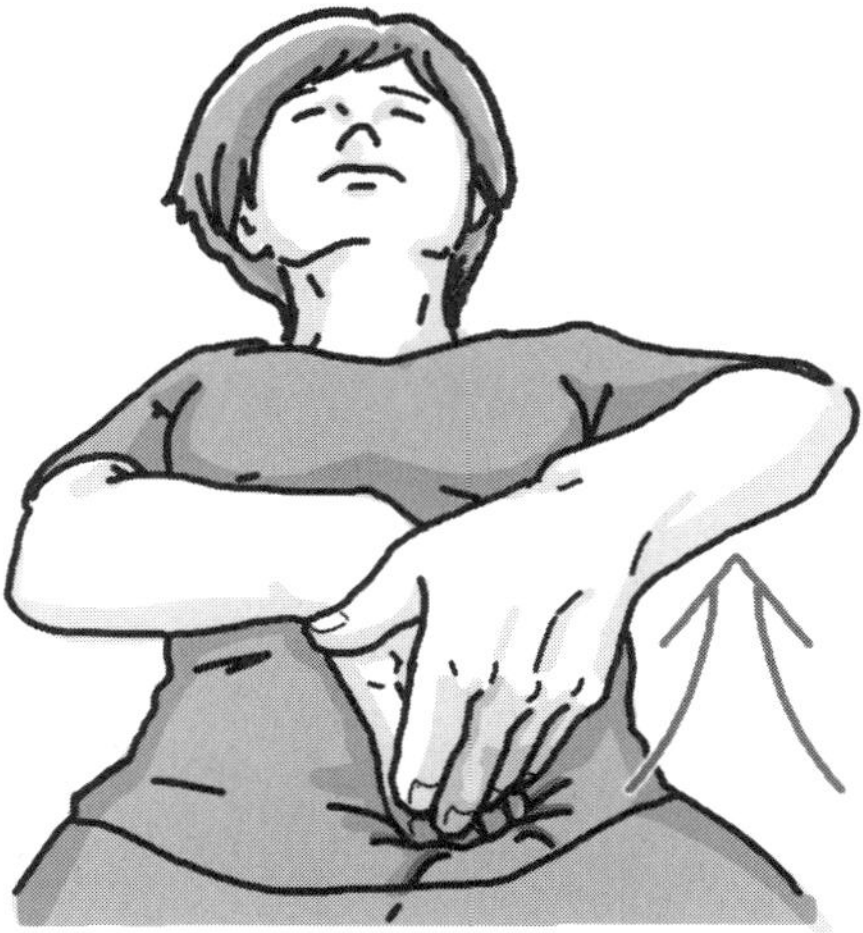

②ゆっくりと息を吐きながら、1、2、3とワルツのリズムで上方向に押し上げるようにもみます。
最初は軽く、慣れてきたら指先に力を込めてゆっくりと押しもんでください。
これを20回くらい繰り返します。

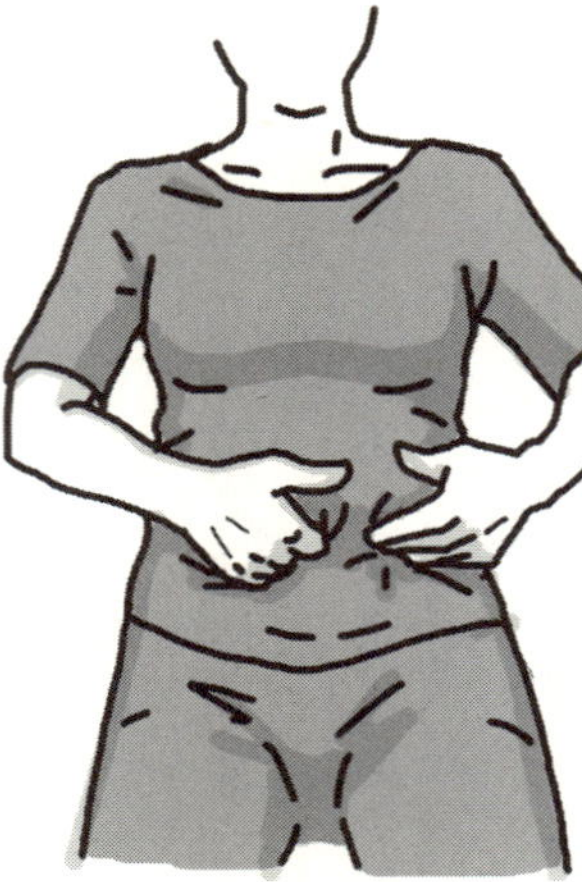

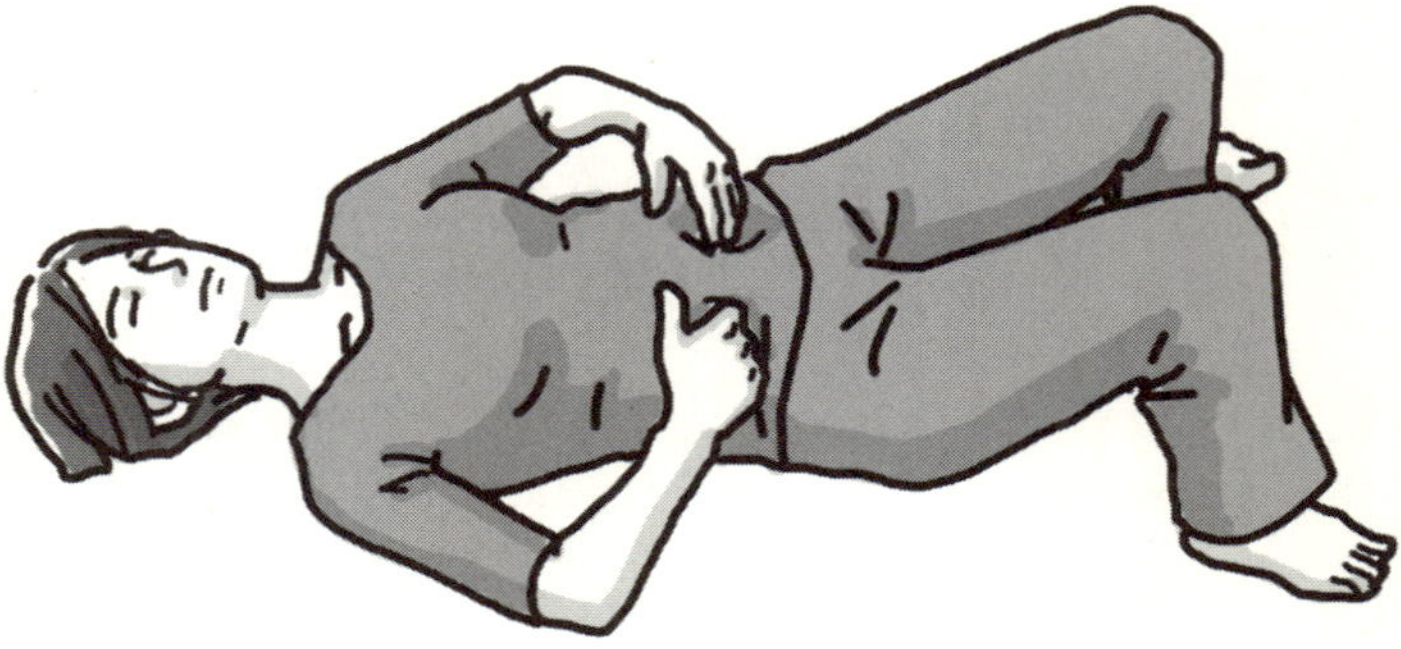

③骨盤から指３本上（おヘソの両側あたり）を、同様に押し上げるようにもみます。
中国医学ではおヘソのまわりに毒がたまりやすいとされています。
他より硬い場所をさぐるようにしてもんでください。

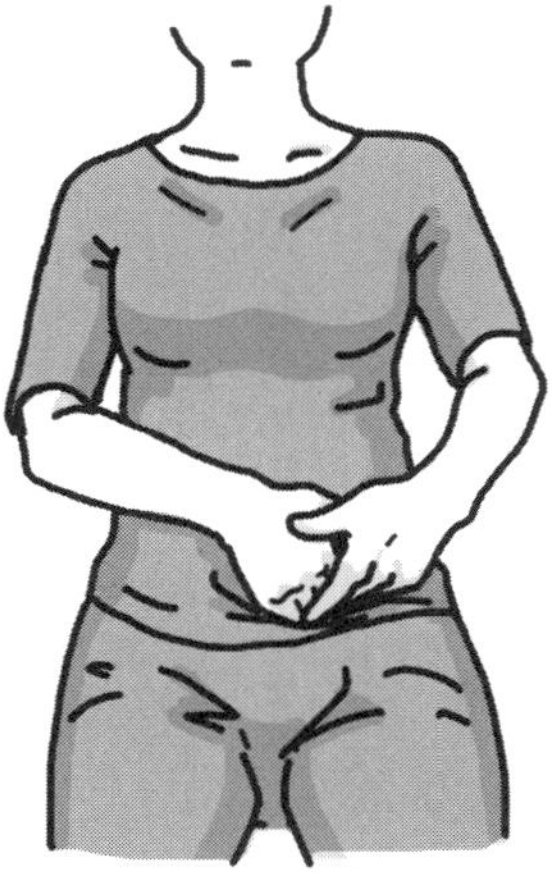

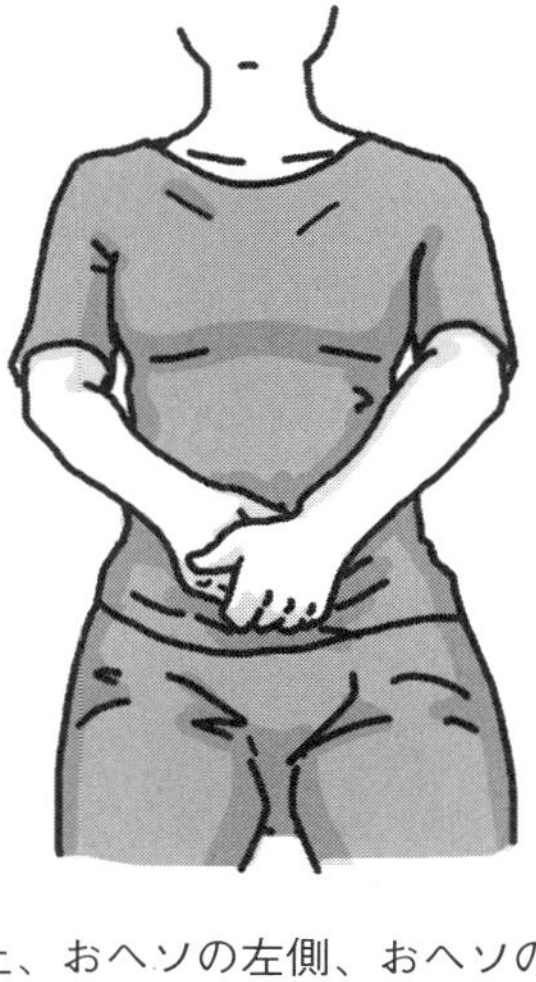

④時計回りに、おヘソの真上、おヘソの左側、おヘソの左下、おヘソの真下、おヘソの右下、おヘソの右側の6つのポイントを、同様に押し上げもみます。
おヘソの真上には、「中完」、おヘソの真下には「丹田」という大事なツボがあります。

1回のエクササイズ約30秒。全体で3分程度です。

「腸もみ健康法」特選コラム⑩

便秘が引き起こす病気の数々

便秘に悩んでいる人は多いようです。私のサロンに施術に訪れる方も、男性女性にかかわらず、お通じの悩みを訴えています。

便秘とは、小腸と大腸の中で消化物が停滞することです。停滞すれば、老廃物が腸内の壁にこびりついていくのは自然の成り行き。極度の便秘の人は、排泄物を何日も抱え込んでいるのと同じことなのです。

その状態が続くと、慢性便秘症となり、腸の内壁に固くこびりついた老廃物は宿便となっていきます。

それが毒素を発生させるのです。

さらに、宿便は腸管をますます狭くして、食物を通りにくくします。水道の排水管にごみがたまると、詰まるのと同じ原理です。

便秘で困るのは、たんに便が出なくなることだけではありません。深刻なのは、宿便の生みだす毒素が半永久的に腸壁から血液に吸収され、全身の細胞に送りつづけられることです。

もちろん、昔の人にも宿便はありました。しかし、現代人の宿便のやっかいなところは、それが「化学性宿便」であるからです。

現代の宿便は、食物の添加物や薬品、生活用品などから体内に入り込んだ化学物質がたくさん混じり合ってできています。

この「化学性宿便」は、地球環境の汚染を腸内にため込んだようなものなのです。

アレルギー性疾患、子宮内膜症、男性の無精子症……。昔なら考えられなかった奇妙な病気が増えているのも、化学性宿便が発する毒素の影響があるのではないでしょうか。

蠕動運動を正常化し、消化・吸収力をアップ

小腸もみさすり

今度は小腸を集中的にマッサージします。

小腸は胃に続く消化器官です。小腸の粘膜にはヒダが発達しており、内面積は非常に広くなっています。

これは、口や胃で消化されてきた食物を完全に消化して、小腸の粘膜を通して吸収し、血液やリンパの中に送り込むためです。

私たちの毎日の食事を、分子のレベルまで消化・分解し、さらには、一日七リットルも分泌される唾液や胃液、腸液なども併せて吸収する。小腸は、大規模な精密化学工場なのです。

この大切な器官が、疲れやストレスでやられてしまうと、形がいびつになったり、くびれやこぶができたり、正常な位置から下垂したりしてしまいます。不必要な内臓脂肪がついてしまうからです。

小腸の働きが衰えると、さらに代謝機能も低下する。マイナスの悪循環になるわけです。

下垂した腸は骨盤内に下がっていき、骨盤を押し広げます。小腸が正常な位置に収まれば、健康を取り戻せるだけでなく、体型も美しくなります。

「小腸もみさすり」で、シェイプアップして、健康的な身体をものにしましょう。

それでは、さっそく始めます。

「小腸もみさすり」には、親指と四本の指を使います。

慣れてくると、腸の形がわかるようになり、しこりにさわれるようになります。

小腸は筋肉（平滑筋）でできていますから、しこりは肩こりや腰のこりと同様のものです。

痛くなかったら、ある程度強く押しても大丈夫です。

小腸もみさすり

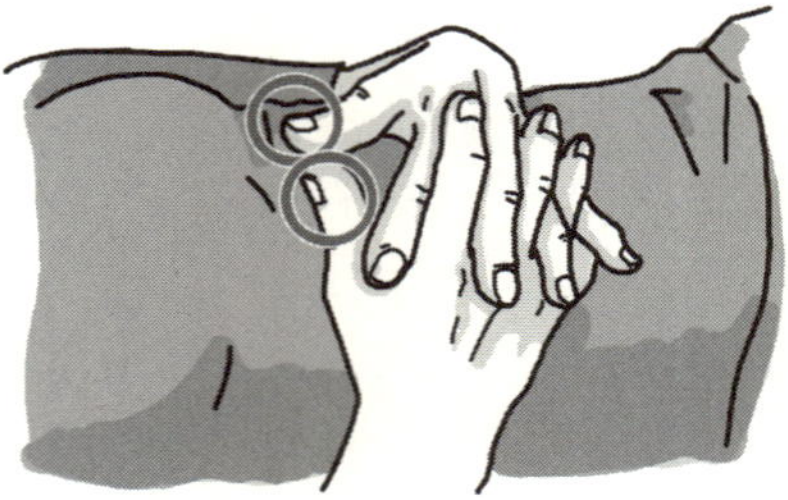

① 親指を使って

左右の４本の指を組みます。

親指を下にして、ゆっくり息を吐きながらおヘソの周りを２つの親指で、1、2、3とワルツのリズムですくい上げるようにしてもみます。

おヘソのまわりを時計回りに少しずつ位置を変えて、時計の文字盤と同じ位置、すなわち１周12のポイントをマッサージします。

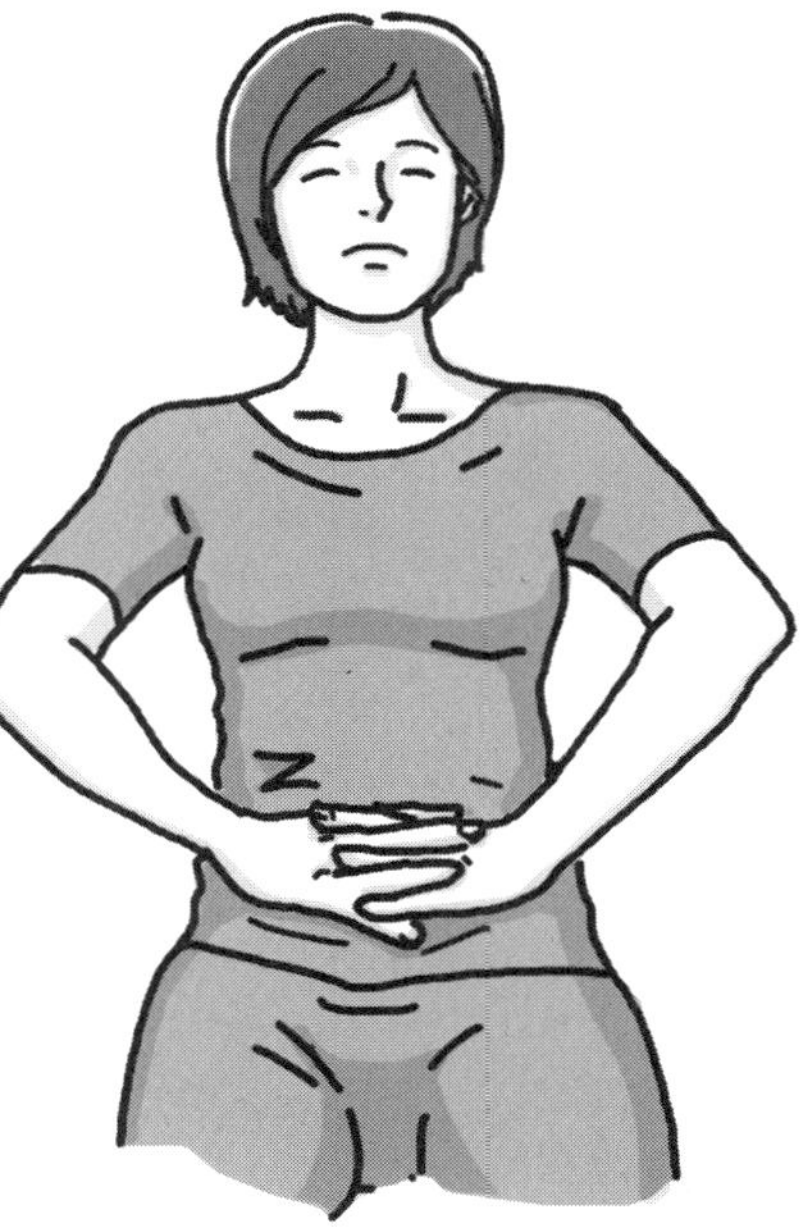

② 4本の指を使って

両手の4本の指で、ゆっくり息を吐きながら、お腹のまわりを上下にもみさすりします。

5回ごとに、時計回りに位置を少しずつ変えて繰り返します。

位置は時計の文字盤と同じで、1周12のポイントをもみさすりします（1分〜1分30秒）。

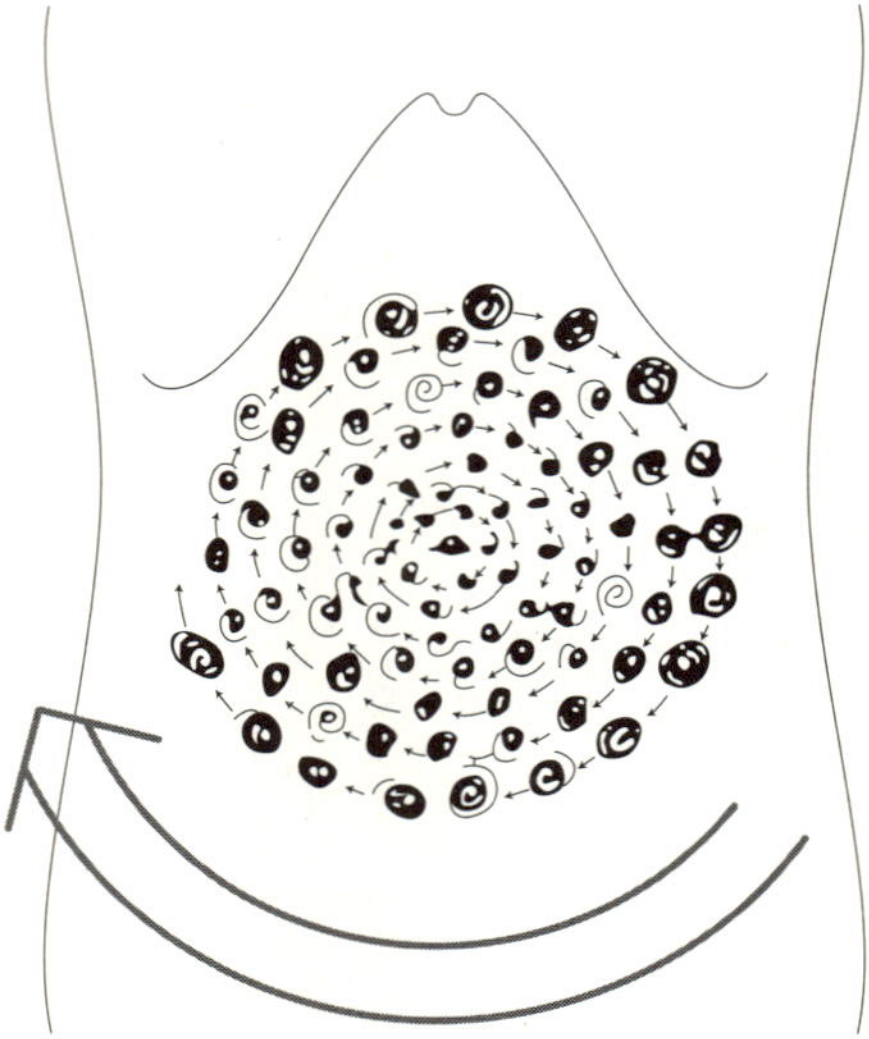

③ らせん状

両手の４本の指を使って、お腹のまわりをらせん状にもみさすりします。
ゆっくり息を吐きながら、右回りにもみます。
自分のハンドパワーを指先から体に入れていくようにイメージしてください。
その他は②と同様です（１分～１分 30 秒）。

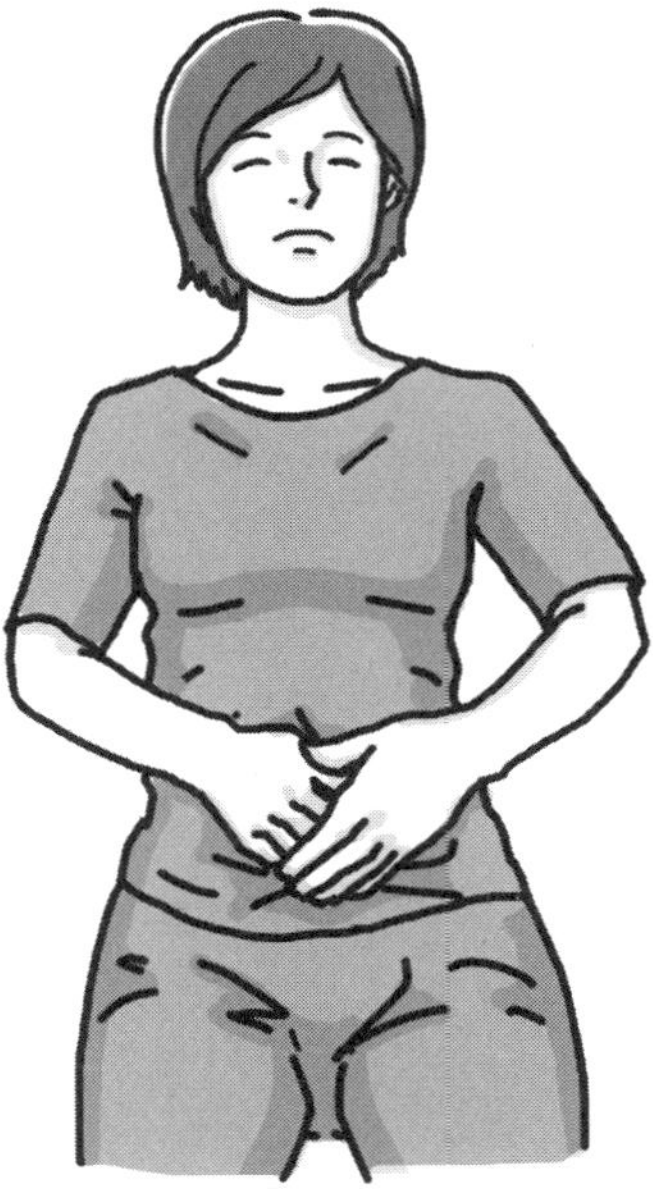

④ 深部指圧

利き手にもう片方の手を添えて、4本の指を立て、ゆっくり息を吐きながら指を深く入れていきます。

息を吐きだせば指は自然と入っていきます。

時計回りで、1周12のポイントを指圧します。

「腸もみ健康法」特選コラム⑪

火食は〝過食〟を招く

私の「腸もみ」の師であるヤングさんは、加熱して調理した食物を「火食」と呼んでいました。この火食が身体によくないというのです。

私たち日本人は、穀物や野菜を炊いたり、煮たり、揚げたり、ゆでたりして食べてきました。それが伝統的な和食のあり方だったからです。

ですから、ヤングさんのいっていた「生野菜（海藻も含む）と穀物を食べる」「加熱した食物は食べない」という食事療法は、最初はなかなか理解できませんでした。

しかし、ヤングさんの長い診療体験においては、重病の患者が火を通した食物をとると必ずといっていいほど病状が悪化していったというのです。

現在の栄養学では、野菜は身体のためにいいから、「熱を加えて、より多くを食べるように」といった「温野菜のすすめ」が一般的になっています。しかし、ヤングさんは「それはわざわざ過食をすすめているようなものだ」というのです。

「野菜は熱を加えると、かさが減って量を食べるようになる。それでついつい食べすぎてしまう。それが胃を膨張させ、他の臓器を圧迫したり、老廃物をため込むことになる。野菜でも、食べすぎれば同じことだ」とのこと。

ヤングさんが「火食」を問題視する理由はそれだけではありませんでした。

それは栄養素の変質についてです。

穀物や野菜、海藻のすぐれたところは、炭水化物、たんぱく質、脂質などの基礎栄養素とともに、ビタミンやミネラル、酵素などの微量栄養素が豊富に含まれているところです。これらの栄養素には、身体を構成する成分となったり、新陳代謝を高め体調を整えたり、病気を予防したりと、さまざまな機能があります。

しかし、完全に解明されているのは、ほんの一部。栄養素が身体に入り、各細胞にもたらす作用は、まだまだわかっていないことが多いのです。

「火を通すというのは、一種の化学作用を起こすこと。その化学作用を、食物が身体に入る前に加えてしまうと、食物がもともと持っている栄養素は失われたり変質してしまう。それで、体内での作用まで変化させてしまう可能性がある。加熱は、食物が持つ自然の生命力（身体に活力を与える力）を壊すことにもつながるのではないだろうか」

と、ヤングさんは考えていたようです。

胃・肝臓・みぞおちの押しもみ

老廃物の排出を促進。胴まわりもすっきり

胃の場所は左の肋骨からみぞおちにかけてです。みぞおちは胸骨の下のくぼんだところです。

このあたりには自律神経網が密集しており、東洋医学では「太陽神経叢《たいようしんけいそう》」と呼ばれてきた重要な部分です。

また、肝臓は胃の中央部分から右側にかけて胃を覆っており、その後ろには膵臓、脾臓といった重要な臓器が控えています。

現代人のほとんどは食べすぎだといわれています。

正常な胃のサイズは握りこぶし大ですが、私たちの胃は食べすぎで拡張しており、正常なサイズの三倍から五倍、時にはそれ以上の大きさになっているのです。

胃が拡張することによって、肝臓や膵臓、腎臓、胃の下にある大腸が圧迫され、各臓器相互のバランスが崩れていきます。それで機能が低下してしまうのです。

内臓下垂で骨盤が開くのも、同様の原因が考えられます。

食べすぎは万病の元、美容の大敵なのです。

「内臓のマッサージ」には、違和感を覚える人もいらっしゃるでしょうが、心配はありません。内臓もマッサージで元気になるのです。

はじめは軽く、慣れてきたらだんだん強めにマッサージしてください。

胃・肝臓・みぞおちの押しもみ

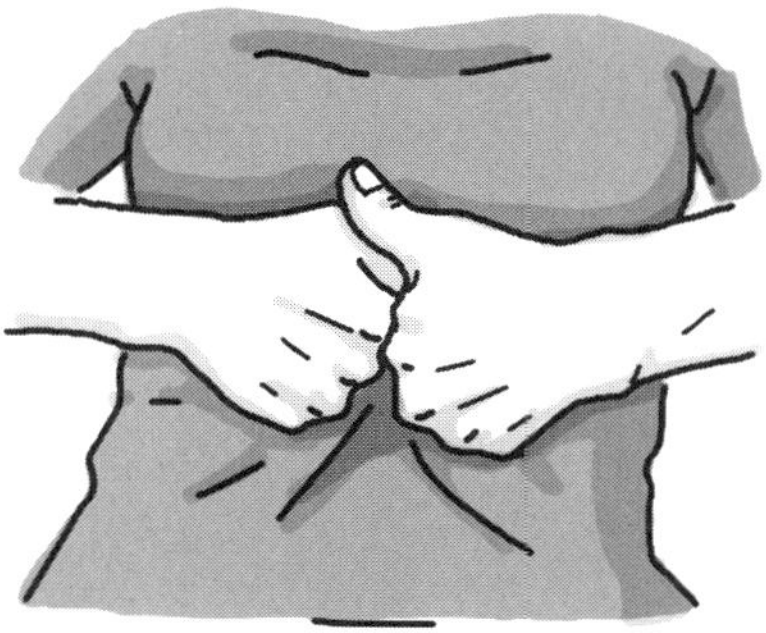

①胃

両手の４本の指を、息を吐きながら肋骨の下へ押し込んで、ほじるように押しもみします。

息を吐ききるまで続けてください。

そして、ふくらんだ胃がシェイプアップされていく様子をイメージしてください。

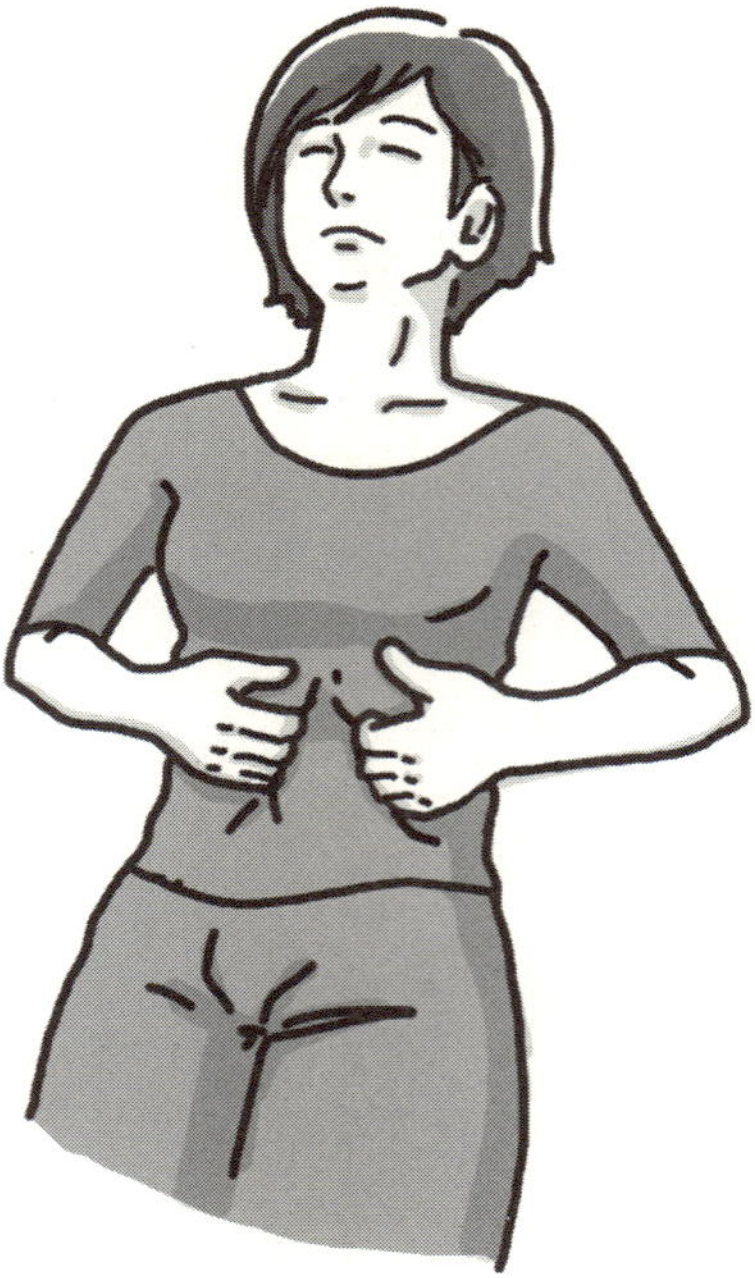

② 肝臓

肝臓は「沈黙の臓器」と呼ばれています。

トラブルが起きても表面化しにくいので、普段のケアが大切です。

場所は胃の中央部分から右側にかけて。両手の４本の指で息を吐きながら押しもみします。

息を吐ききるまで続けます。

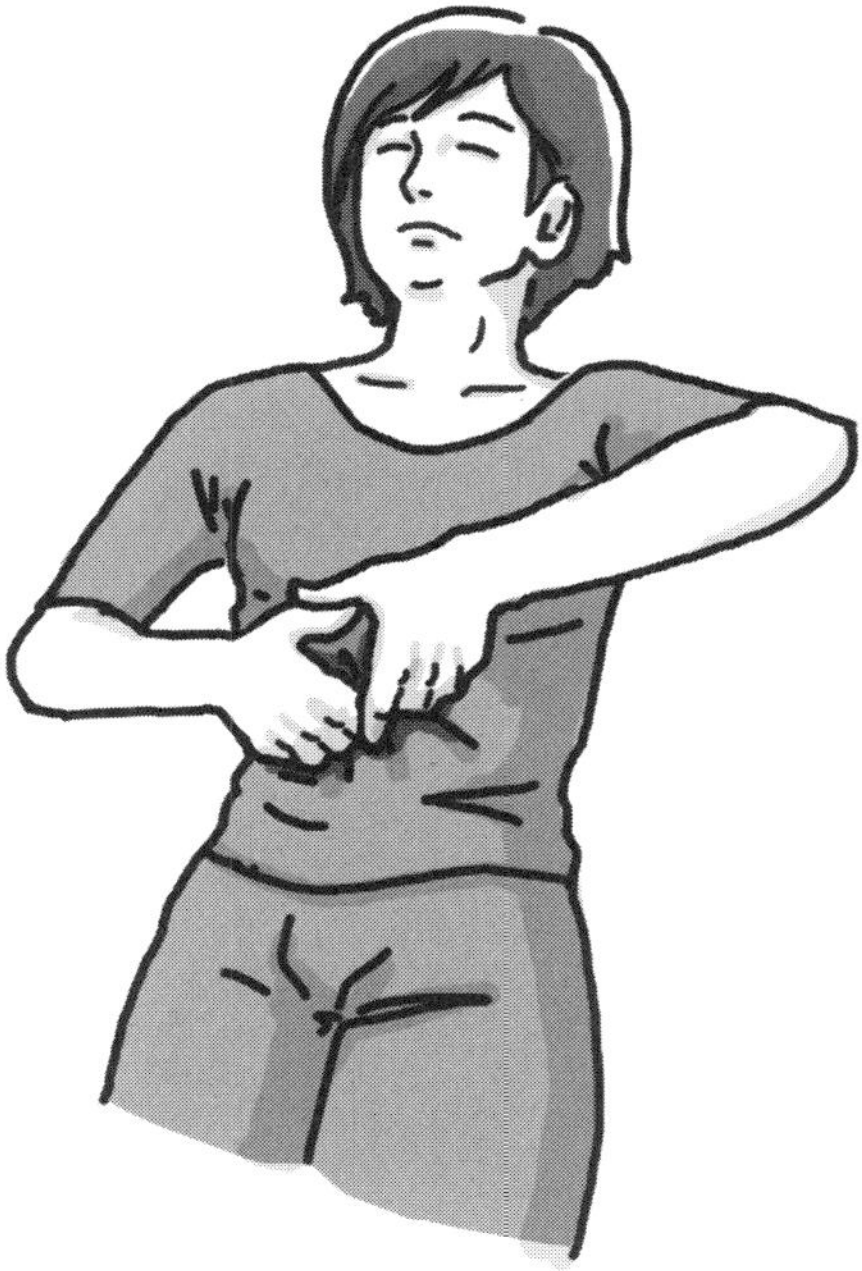

③ みぞおち

両手の４本の指で息を吐きながらみぞおちを押しもみします。
その際、爪を立てないように注意しながら、両手の指を同時に入れていきます。
息を吐ききるまで続けます。

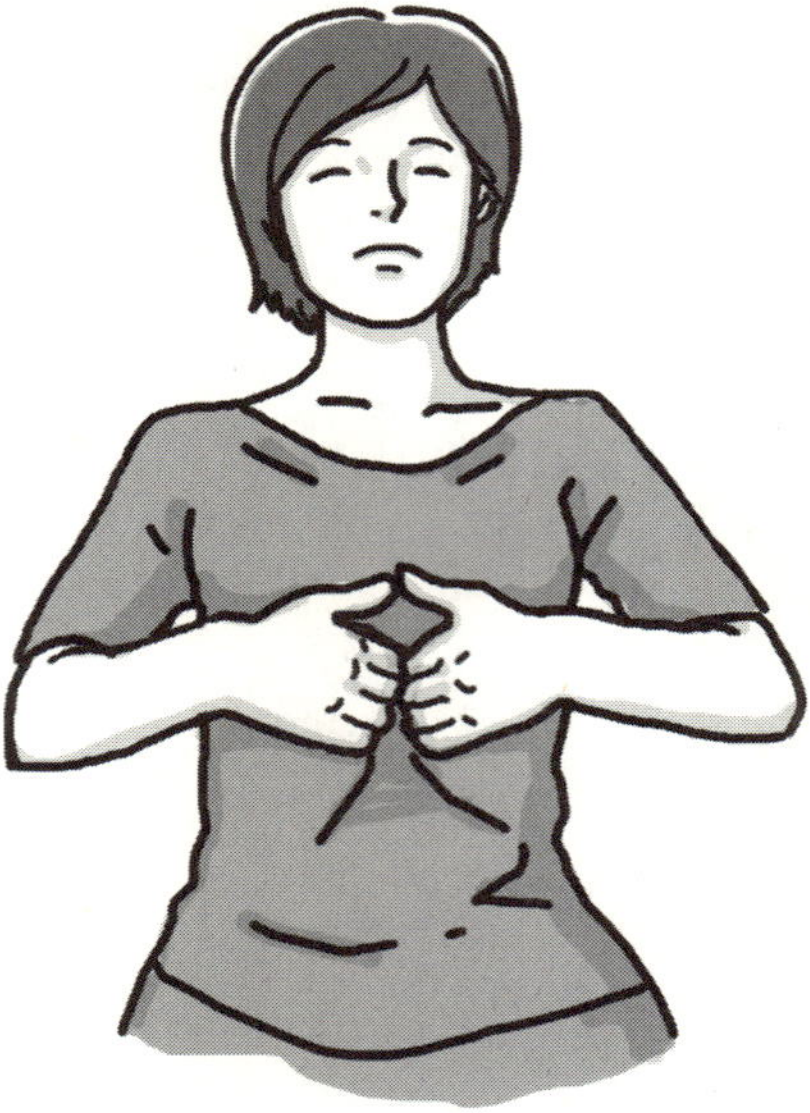

④位置を変えながら、胃、肝臓、みぞおちの順で各３回くらい押しもみします（エクササイズ全体で３分くらいが目安となります）。
この運動は胃下垂を改善するので、ダイエット効果もあります。

「腸もみ健康法」特選コラム⑫

現代人の食生活

戦後すぐの日本は毎日の食べ物にもこと欠く食糧難の時代でした。満足に食べることができないから、そのころの病気というと、栄養障害による皮膚病や消化器疾患、結核などが主なものだったようです。

それがわずか六〇年余りの間に、日本はすっかり飽食の国になってしまいました。

そして、それにともないガン、心疾患、脳血管障害などの生活習慣病や、アレルギー性疾患、自己免疫疾患などの病気が激増していったのです。

戦後、日本人の食生活が大きく変わった理由は、食糧供給のシステムなどさまざまな要素がありますが、ひとつ重要な役割を果たしたのが、「栄養改善普及運動」だったのではないでしょうか。

つまり、西洋型の食事を「進んでいる」ものとして、積極的に取り入れようとしたのです。

その一方で、漬物などをおかずに米飯でお腹を満たす日本型の食事は、栄養学から分析すると問題が多いとされてしまった。

「栄養改善普及運動」の主な指導ポイントは、以下のようなものでした。

○カルシウム不足を補うために牛乳を飲もう。
○漬物やみそ汁といった食事は塩分をとりすぎるから控えよう。
○日本人はたんぱく質不足。もっと肉を食べよう。
○主食（米飯）ばかりより、いろいろなおかずを食べよう。

こういった洋食型の食生活に簡単に移行していったのは、「塩分控えめ」とか「肉を食べてスタミナをつける」といった、取り入れやすい「知識」がピックアップされたからでしょう。

しかし、それは現在の知識優先の健康食ブームと、どこに変わりがあるのでしょうか。

そういう風潮が、和食のすばらしいところを見過ごしてはこなかったでしょうか。

たとえばコップ一杯の牛乳を飲んだとしても、そこに含まれるカルシウムが、そのまま体内で吸収されるとは限りません。飲んだ人の体質によっても、カルシウムの摂取量は違ってきます。

生きている生身の身体は、「栄養学」のように計算ずくではいかないのです。

人間の生命にとって大切なのは、栄養素ではなく、食物から受け取る生命力（身体に活力を与える力）なのです。

どんなものを食べたら、身体が快適で心地よくなるか、逆にどんなものを食べると、お腹がガスっぽくなったり、便秘ぎみになるか。毎日、気持ちよく便がでて、身体の芯から活力がわいてくるのは、どんな食事か。そういったことを、身体で感じとり、覚えることが大切なのではないでしょうか。

肋骨の押し上げ

開いた肋骨をもとに戻し、臓器を回復させる

現代人は、みんな胃拡張になっています。私に「腸もみ健康法」を教えてくださったヤングさんもそう考えていました。

現代に入り急速に豊かな時代になりました。飽食の時代です。このような時代は人類の歴史全体でもそうですが、日本人の歴史をひも解いても、ごく最近のわずかな期間でしかありません。

ですから、胃の拡張に身体が対応しきれないのです。

胃の拡張は、肝臓、膵臓、その他の臓器を圧迫しますが、それだけではなく、肋骨も押し上げられているのです。そのため、胃の部分が出っ張ったり、胸が厚くなりすぎて、ウェストラインが崩れてしまいます。

「腸もみ健康法」は、内臓を活性化させてコンパクトにしますが、開いた肋骨の押し上げマッサージは、それをいっそう効果的にするのです。

肋骨の押し上げ

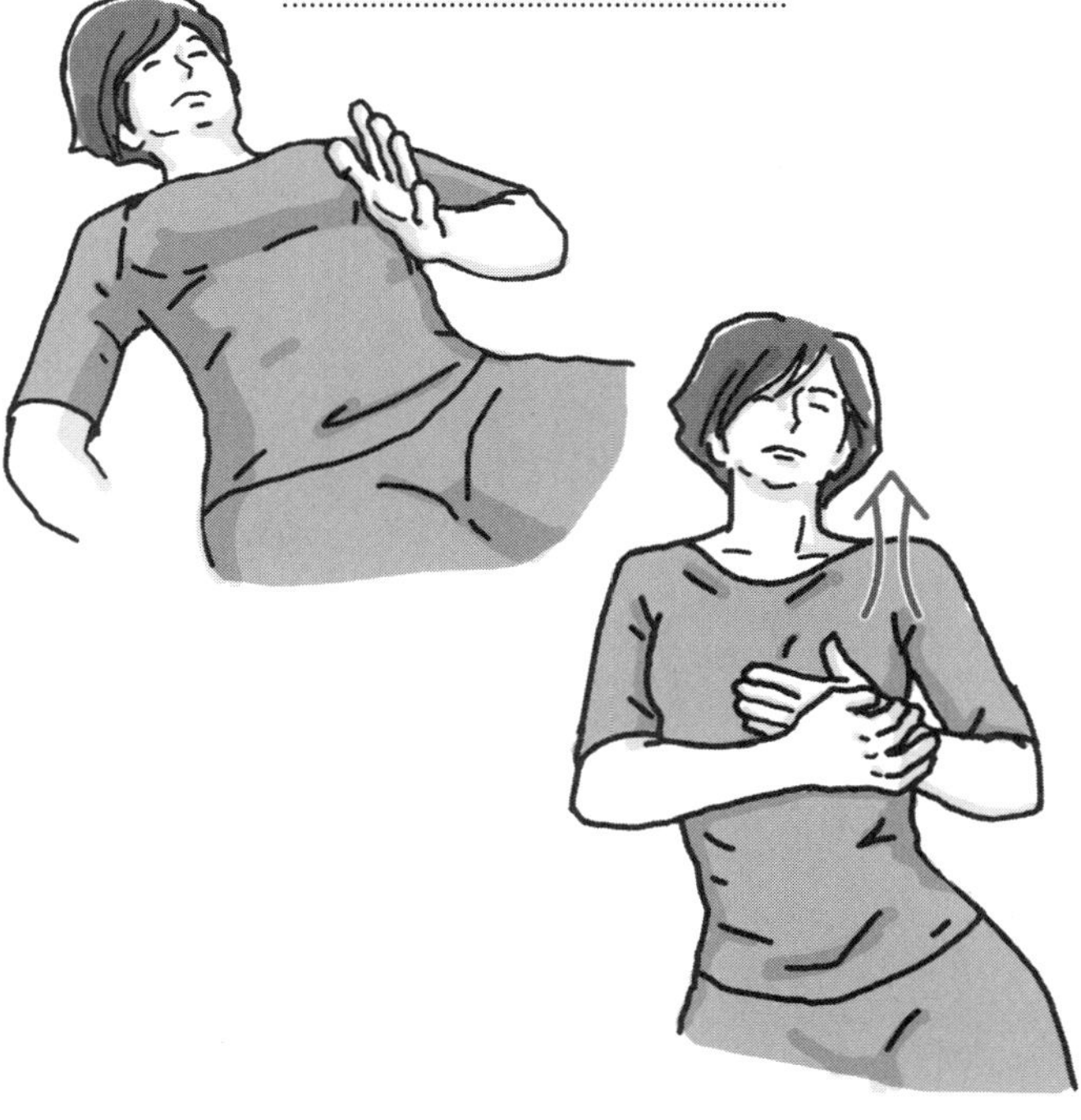

①手首を使って肋骨を押し上げます。
まず、左手の手首を左わき腹の肋骨に当てます。
右手をその上に添えて、息を吐きながら圧迫します。
そして、ゆっくり上方向に押し上げます。
このとき、右の手に力を入れて、1、2、3のリズムで押し上げます。
このエクササイズを3回繰り返します。

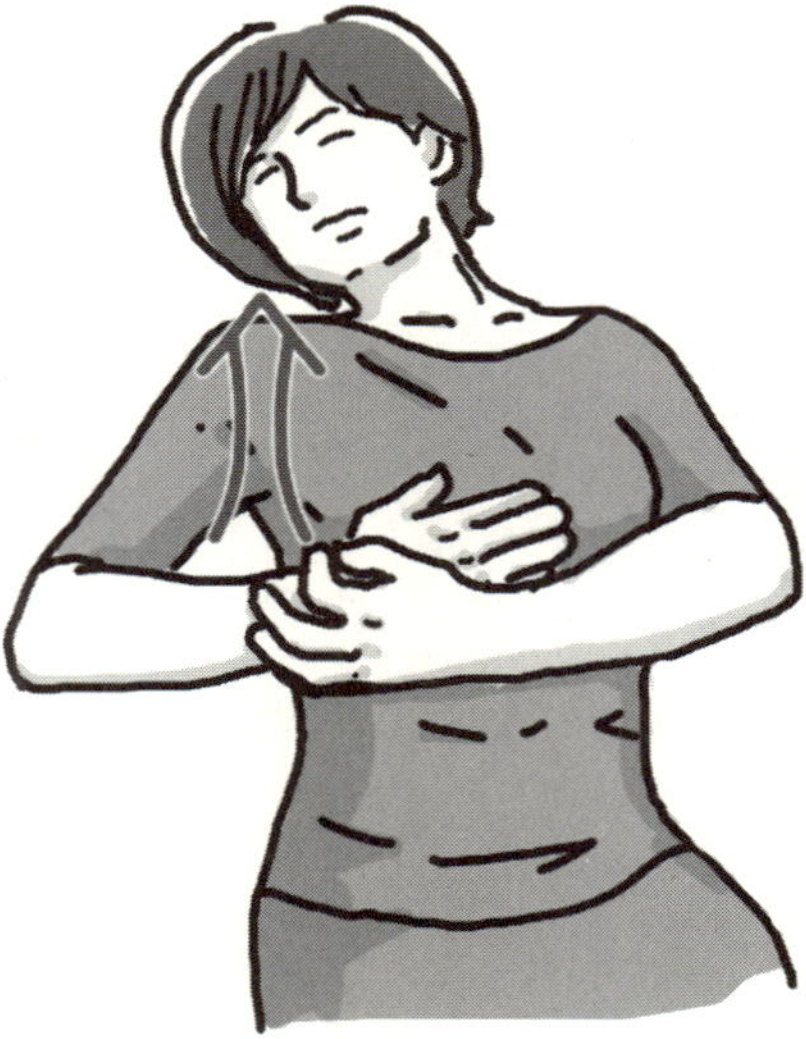

②次に、右の肋骨部分に右手の手首を当て、左手をその
上に添えて圧迫します。
同様に肋骨の押し上げを3回繰り返します。
左右の順序はどちらが先でもかまいません（30秒）。

「腸もみ健康法」特選コラム⑬

極端な減塩主義は危険

「塩分控えめ」は、戦後の「栄養改善普及運動」の大きな柱のひとつでした。その影響もあって、日本人が一日にとる塩分の量は、戦前の二五グラムから、一二グラムほどに減っています。

しかし、それでも減らし方が足りないらしく、現在の栄養学の基準値では、一日の塩分摂取は一〇グラム以内、五グラム前後が理想だとしているのです。

過剰な塩分は高血圧を招き、脳出血や心不全をもたらし、動脈硬化を促す、というのがその理由です。塩分は生活習慣病の大敵だというわけです。

たしかに塩分の過剰摂取は健康を損ないます。しかし、いまの減塩指導に問題はないのでしょうか。

限度を超えて摂取すれば問題を起こすのは塩だけではありません。悪者あつかいは、人びとの意識の中に入り込むと、とかく一人歩きをするものです。

塩分はとらなければとらないほどいい、塩を排除しさえすれば健康でいられる、という誤解にもつながっていきます。

塩分を極端に嫌う人は、逆に生活のアンバランスを招きます。塩分を気にしすぎて味気ない食事をするより、食生活を楽しむゆとりが大切なのです。

高血圧の人がすべて、減塩しなければならないとは限りません。現代は塩分による高血圧は少なく、体重を落とせば治るという高血圧のほうが多いのです。

人間の体細胞は、食塩水によって満たされています。そして、その食塩水の塩分濃度が〇・八五パーセントより低くなると、体内にすむ菌は繁殖力を持つようになります。

菌は、体内にある酸素や糖分、たんぱく質を栄養として増殖していくので、その結果、体細胞はじわじわと死んでいってしまいます。

つまり人間の身体は、体内の塩分濃度が薄くなるほど、抵抗力や免疫力が弱くなってしまうのです。人間は、砂糖がなくても生きていけますが、塩がなければ生きられません。

ですから、適度な塩分を毎日きちんととらなければならないのです。

東京大学の藤田敏郎教授は、「塩分摂取量は一日一〇グラム以下という指標は見直すべきだ。一日一五グラム程度は問題ない」と指摘しています。

特別な病気もなく制限する必要もないのに、やたらと塩分を嫌う人に会うと、栄養学の弊害という言葉さえ浮かんできます。

減塩でも、それが「主義」になってしまうと危険を引き起こすこともあるのです。

水分代謝を向上させ、むくみを解消する

大腸もみだし

大腸は左右のウエストまわりのくびれた部分に位置しています。小腸よりも太くて平均で直径が七センチもあります。

大腸の働きは、消化物から水分と電解質を吸収し、直腸を経由して排泄させること。そのため、大腸にはたくさんの細菌が生息しており、消化しきれない物質を発酵・腐敗によって分解します。

ここに便が長時間とどまると、水分の吸収が妨げられ、便秘を引き起こします。さらには、内壁のヒダの中に便が入り込み、いわゆる宿便となるのです。

宿便ができると、だんだん水分が減って石のように硬くなります。それが少しずつ成長して大きくなり、憩室《けいしつ》（ポケット）をつくり、それはガンの原因にもなります。

こうなると、大腸は常に毒素にさらされることになります。

便秘がちの人は、五人に一人の割合でこのポケットが存在するといわれています。

特に、現代人は医薬品や食品添加物の摂取からくる「化学性便秘」が多いようです。

これらの物質は、腸壁にへばりつき、長期間にわたって毒素を放出しつづけ、肝臓などに過度な負担を与えます。

神経系の鎮痛剤や精神安定剤は、身体をマヒさせるわけですから、腸の働きも低下してしまいます。それで便秘になるのです。

お医者さんは鎮痛剤や精神安定剤を処方するときには、同時に胃薬を出しているようですが、これでは悪循環です。

腸の働きが止まっているときに、便秘薬を使って無理に流すと、炎症を起こす可能性もあります。それに、腸のヒダの奥まではきれいにできません。

だからこそ、「腸もみ健康法」なのです。

それでは、水分代謝を向上させ、むくみを解消する「大腸もみだし」を始めましょう。

まずは軽く押してみてください。痛い場合は、不健康の証拠です。健康な人は押しても痛くありません。

はじめは軽くさすったりもんだりして、腸の代謝機能を高めてください。慣れてくると相当強くもんでも痛みを感じなくなります。

しこりを見つけたら、そこが宿便のたまっているところですから、集中的にもみだすようにしてください。

ただし、爪を立てずに指の腹を使いましょう。無理をせず、じっくりと行ってください。

大腸各部と大腸ガンの発症割合

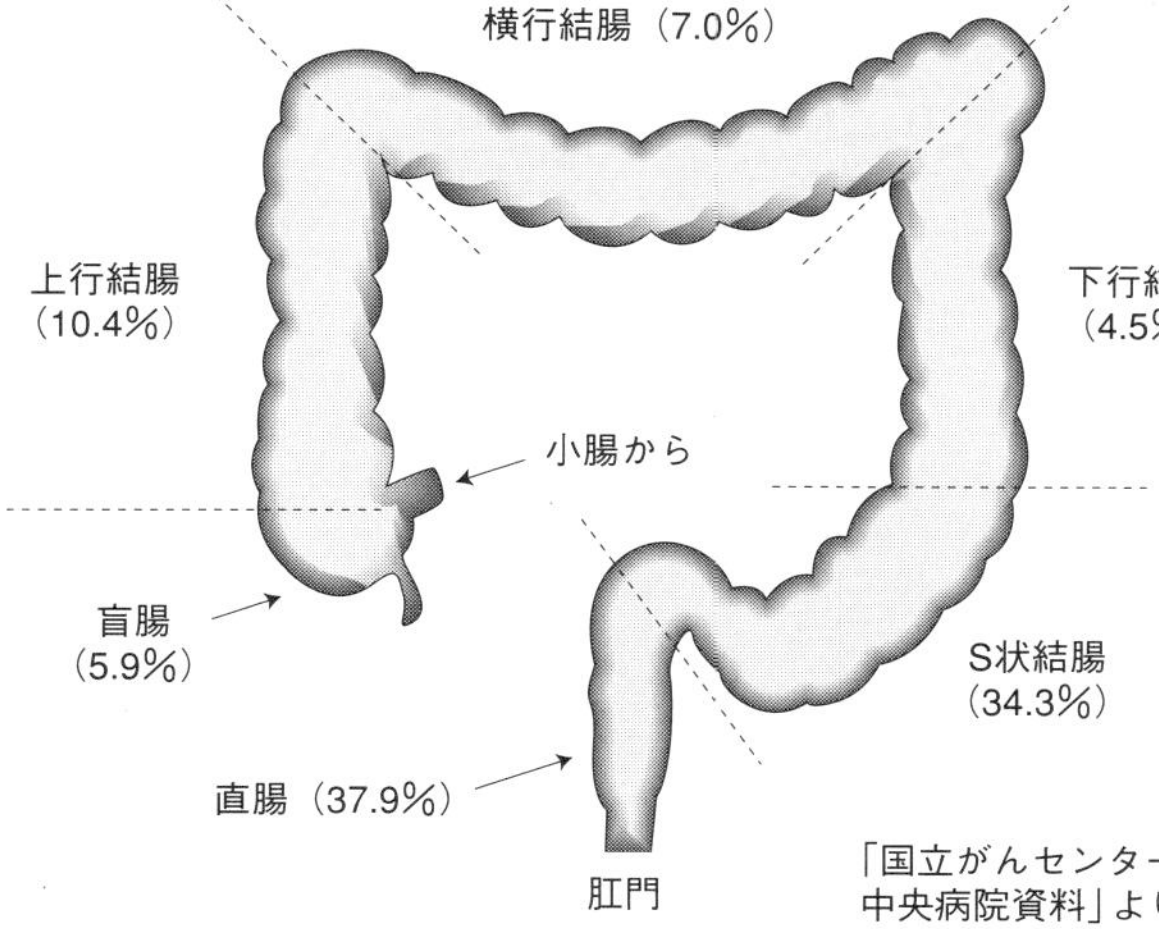

「国立がんセンター
中央病院資料」より作成

大腸もみだし

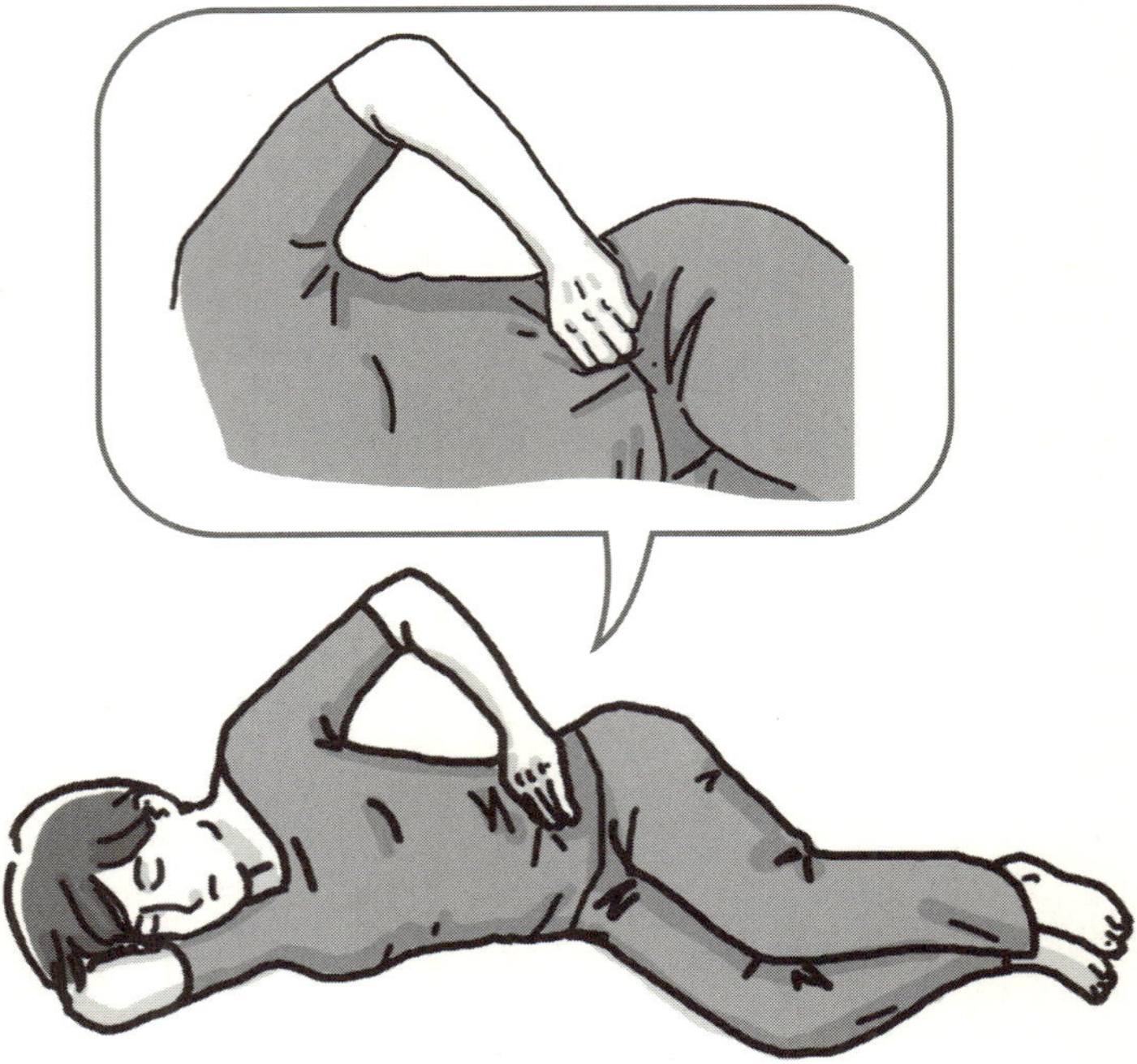

① 下行結腸

身体の右側を下にして横になり、骨盤の内側に左手4本の指を入れます。
ウエストまわりのくびれた部分です。
1、2、3とワルツのリズムで押しもみしてください。
位置を変えながら10回くらい押しもみします。親指でぐっと押しこむのがポイントです。

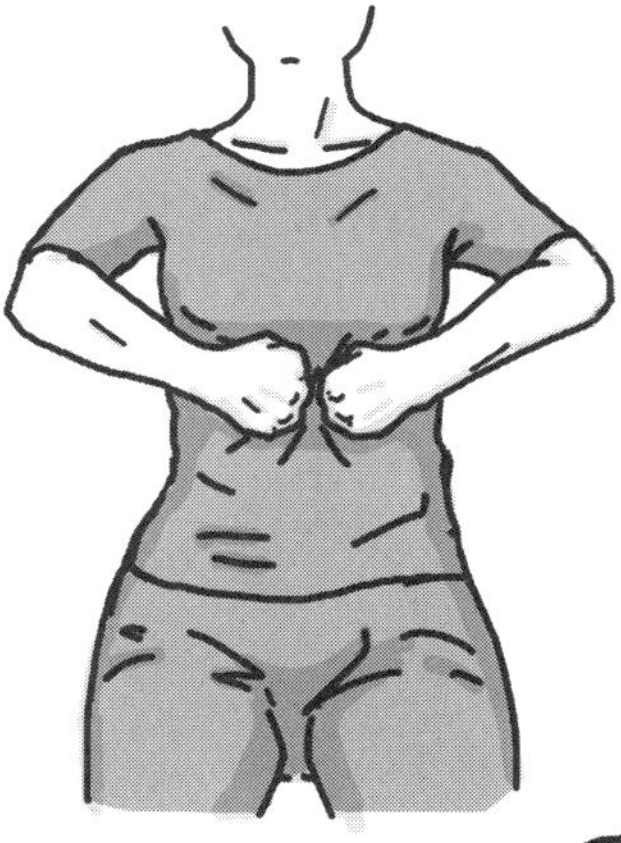

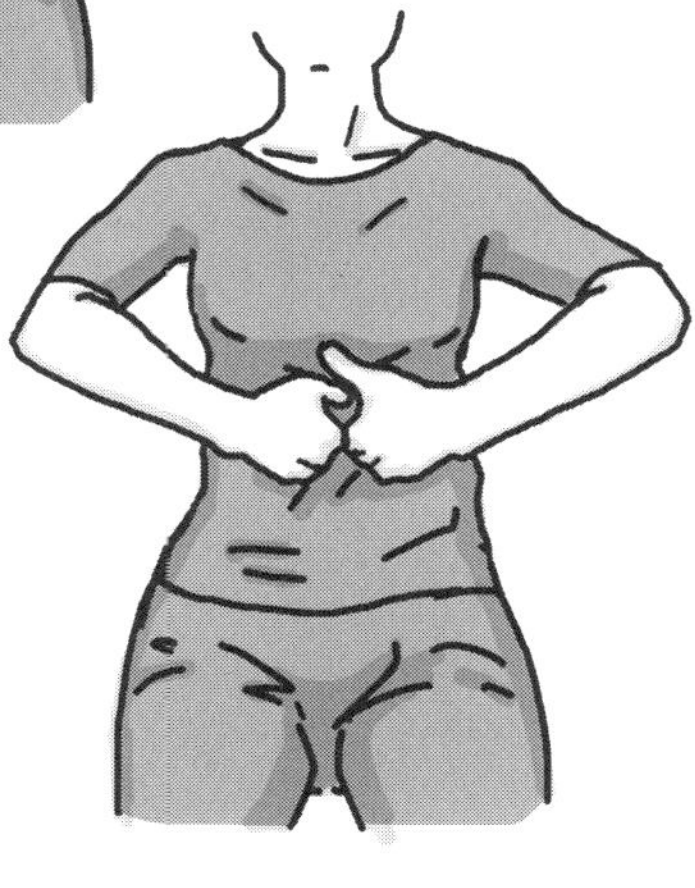

② 横行結腸

身体を仰向けにして、おヘソの下、骨盤の高さの位置を両手の４本の指で押しもみします。

左右のわき腹まで５センチほどの幅がもみだしのポイントです。1、2、3とワルツのリズムで、位置を変えながら10回くらい押しもみしてください。

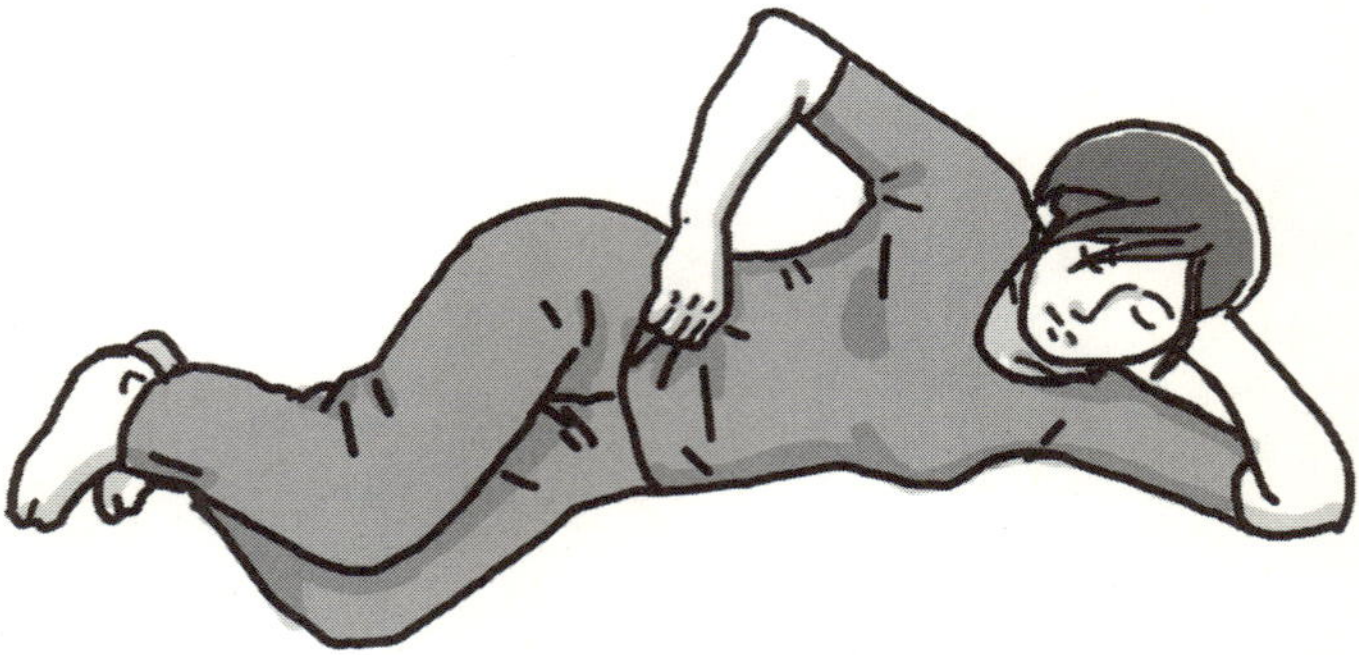

③ 上行結腸

身体の左側を下にして横になり、骨盤の内側に右手４本の指を入れて押しもみします。
1、2、3とワルツのリズムで押しもみしてください。
位置を変えながら10回くらい押しもみます（エクササイズ全体で約２分程度です）。

「腸もみ健康法」特選コラム⑭

食生活を変えてみよう

肉食の問題点をこのコラムでも述べてきました。穀物や豆類には炭水化物・食物繊維・たんぱく質がバランスよく含まれています。そして、肉や乳製品などの動物性食品よりたんぱく質の密度が薄いので、たんぱく質の過剰摂取を心配せずに食べられるのも、すぐれた点です。

毎日使っている食材を、見直してみてはいかがでしょうか。

たとえば、牛乳（乳製品）。

「カルシウム不足には牛乳が一番」なんて思っていらっしゃいませんか。しかし最近のアメリカの研究では、牛乳のカルシウムは三〇パーセントほどしか吸収されず、ブロッコリーやほうれん草などの緑黄色野菜のカルシウムのほうが吸収がよいとされています。また、ヒジキやワカメなどの海藻類もカルシウム源としてすぐれています。海藻には、牛乳の数倍のカルシウムが含まれているのです。

海藻類のカルシウムは吸収が悪いといわれていますが、そんなことはありません。身体の必要に応じてゆっくりと吸収されていく性質があることがわかってきています。

その他、精製されていない穀物、玄米や大麦、あわ、きびなどの雑穀もカルシウムをはじめさまざまなミネラルが豊富に含まれています。ですから、お米は胚芽がついたまま食べるべきなのです。

さて、腸内環境を考えるうえで、もっとも大切なのが食物繊維の存在です。

人間の腸には約五〇〇種類の細菌がすんでいるといわれています。この細菌は、身体に有益な働きをするビフィズス菌などの善玉菌と、ウェルシュ菌などの悪玉菌、そして普段は身体によくも悪くもない日和見《ひよりみ》菌（大腸菌など）の三つに分類することができます。

善玉菌は、腸を刺激して蠕動《ぜんどう》運動を促したり、ビタミンを合成する働きをします。

そして善玉菌が多い腸では病原菌が増殖しにくいため、大腸菌などの日和見菌も悪さをすることがありません。

一方、腸に悪玉菌が増えてくると、消化物が腐敗し毒素が発生します。この毒素がさまざまなトラブルを誘発するのです。

また、普段は無害な大腸菌も、腸内環境が悪化すると感染症を引き起こすようになります。

そういった腸内の細菌バランスを健康な状態に整える役割をするのが食物繊維なのです。

食物繊維は、善玉菌を増やし、悪玉菌の発生を抑えます（ちなみに悪玉菌は、動物性食品のたんぱく質によって増える）。

食物繊維は、野菜、豆類、精製されていない穀物、きのこ類、海藻類に含まれています。

腸のクリーニング役としての働きがあるうえ、通常、人間の消化酵素では分解されないので、消化管内でコレステロール、脂肪、糖類などの吸収を一部妨害する特徴があるのです。

また最近では、食品添加物や環境汚染物質など、有毒化学物質の排泄を促進する作用があることがわかってきました。

食物繊維をとると大腸ガンになりにくいことは、多くのデータによって明らかです。

食物繊維を豊富に含む食材を使った新メニューに挑戦してみてはいかがでしょうか。

新陳代謝とリンパ液の流れを活発にする

リンパ系のマッサージ

腸の周辺は、重要なリンパ系が集中しているところです。

ご存じのようにリンパ系のシステムは、体内の毒素を排出したり、外部から侵入した細菌をブロックする重要な働きをしています。細菌が侵入すると、リンパ節は大量の白血球を生産し、それが抗体となって細菌を防御するわけです。

人間の身体には、毛細血管が網の目のように張り巡らされています。毛細血管の薄い幕を通して血液の成分が身体組織に浸透して栄養分を補給。不要物を含んだ血液は再び毛細血管に吸収されますが、その一部はリンパ管を通りリンパ液となって排出されます。

要するにリンパ液は、毛細血管では運べない大きさの老廃物を運ぶのです。

このリンパ系は毛細血管よりはるかに細い末梢リンパ管に始まり、身体の各所にあるリンパ節を通ってだんだん太い管になり、最終的には両鎖骨の下のくぼみのところにある鎖骨下リンパ節を経由して静脈に注ぎ込んでいます。

このように、リンパ系は一方通行のシステムなのです。

問題は、リンパ系には血管系のような全体を動かすポンプがないことです。リンパ節が一定間隔で収縮を繰り返すことによってリンパ液を吸い上げたり、押しだしたりしていますので、流れは非常に緩やかで細い部分ではとどこおりやすいのです。

リンパ系が滞るとすぐにむくみなどの症状がではじめ、動かなくなると細胞は死滅してしまいます。

ですから、リンパ系をマッサージして活性化させることが必要なのです。

「腸もみ健康法」は、腹部の臓器にためられている毒素を排出するのが目的ですが、さらにリンパ系の働きを高めることで、効果をいっそう確実なものにすることができるのです。

全身のリンパ節

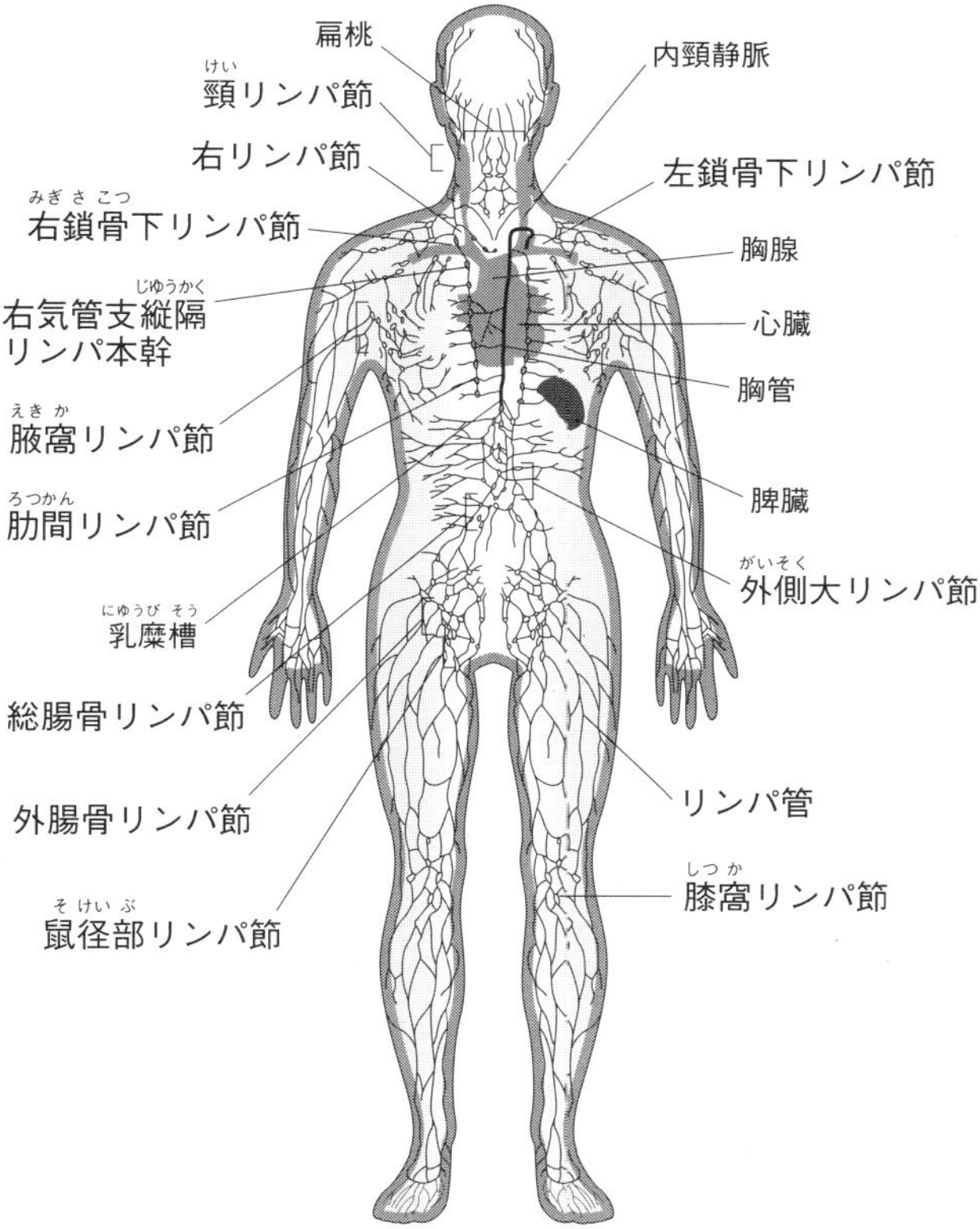

リンパ節……リンパ管のところどころにある大豆大の小器官。
網状に結束した構造をもち、生体を防御する免疫反応をつかさどる。

「腸もみ健康法」特選コラム⑮

顔色で健康状態がわかる

「目は口ほどに物をいう」ということわざがあります。「目は心の鏡」ともいいますね。目を見れば心の状態がわかるとされてきました。それは健康状態に関しても同じことです。

目がにごっていると、どこか体調が悪いのでは、と心配になりますよね。

西洋医学にも、眼球から血管をのぞく眼底検査というのがあります。眼底は身体を切り開かなくても、簡単に健康状態をチェックできる場所なのです。

ヤングさんは「腸もみ」の施術を始める前に、長い時間をかけて問診をやっていました。

他の医療機関で治療を受けてきた人は、治療の内容（飲んでいる薬、手術の内容、化学療法など）を聞かれます。

また、悩んでいる症状や便通の状態、食事の傾向、体重などをカルテに書いていきます。

次に、ヤングさんは視診を行います。これは一般の西洋医学とは異なり、中国医学の流れを汲む独自の方法でした。

まずは、患者さんの様子をじっくり観察するのです。主に診るのは、顔全体の「色」と「むくみ」。

皮膚の色、唇の色、眼球の色を確かめたあと、唇の腫れ、目のまわりのむくみを入念にチェックします。

中国医学では、西洋医学のような科学技術を使った検査は行いません。その代わりに、人間（医者）の、長い経験に基づく感覚によって診察するのです。

そのため、ときには医者の能力によって判断が左右されてしまうケースもあります。

しかし目利きの医者が診ると、科学的な検査では察知できない身体の微妙な狂いを見抜くこともできるらしいのです。

ヤングさんの場合は、その微妙な気配を、皮膚の色、唇とそのまわり、眼球、目の周辺などから察知していました。

ヤングさんはこう語ります。

「眼球の周辺にはさまざな情報がある。目のまわり（特にまぶた）を診るのは、身体に余分な水がたまっていないか調べるためだ。

水は、まぶたのような身体のやわらかい部分にたまりやすい。余分な水（水分の停滞）は組織を弛緩させ、身体を冷やし、自律神経を乱して、身体中の不調の原因となる。

また、頭痛やめまい、動悸などの原因となることもある。

皮膚の状態（色や湿疹、シミなど）を診るのは、そこには体内毒素の状態が表れるから。顔色が悪い原因にはいろいろ考えられるが、多くは毒素で汚れた血液が影響するのだろう。

湿疹は、毒素が排出されている印。また、シミは毒素によって細胞にカビがはえた状態である」

食生活を改善し「腸もみ」を続けていると、腸内環境がよくなり、体内から毒素が抜け、血液が浄化されます。

そうすると、たしかに顔色が白くなり、湿疹やシミが消えていく人が多いのです。

ですから、「今日の体調はどうかな」と毎日鏡を眺めるだけでも、自分の健康状態をチェックできるのです。

リンパの司令部を刺激し免疫力を大幅アップ

鼠径部リンパ節のマッサージ

鼠径部リンパ節は、下腹部の下辺、両脚の付け根にある大きなリンパ節です。ここは下半身のリンパ循環のセンターの役割を担っている場所です。

このリンパ節は、内臓の働きにも大きな影響を与えています。疲れや運動不足によりリンパ液の循環が悪くなると、腹部や腰の障害を通して、内臓にも悪影響を与えます。

リンパ系のシステムはすべてつながっていますので、身体全体のマッサージが必要になってくるのです。

鼠径部リンパ節のマッサージ

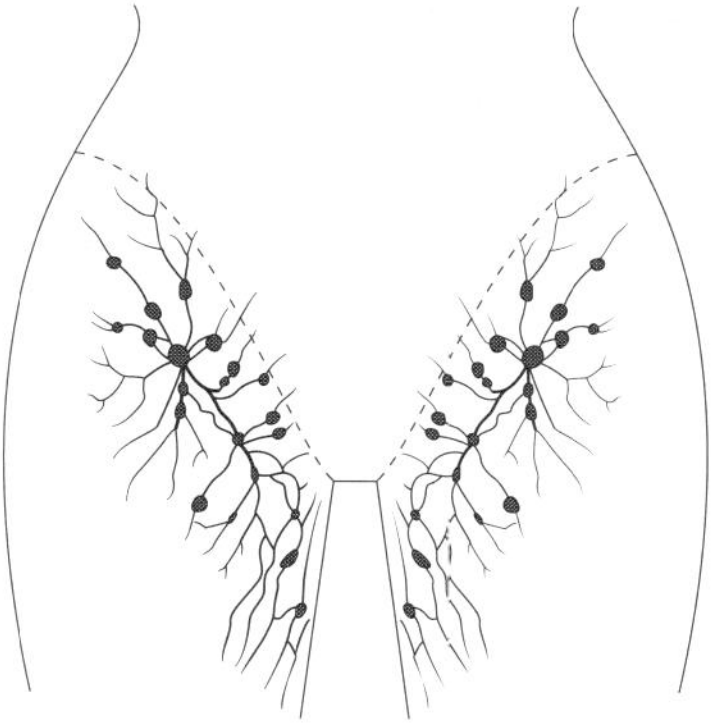

鼠径部のリンパ節

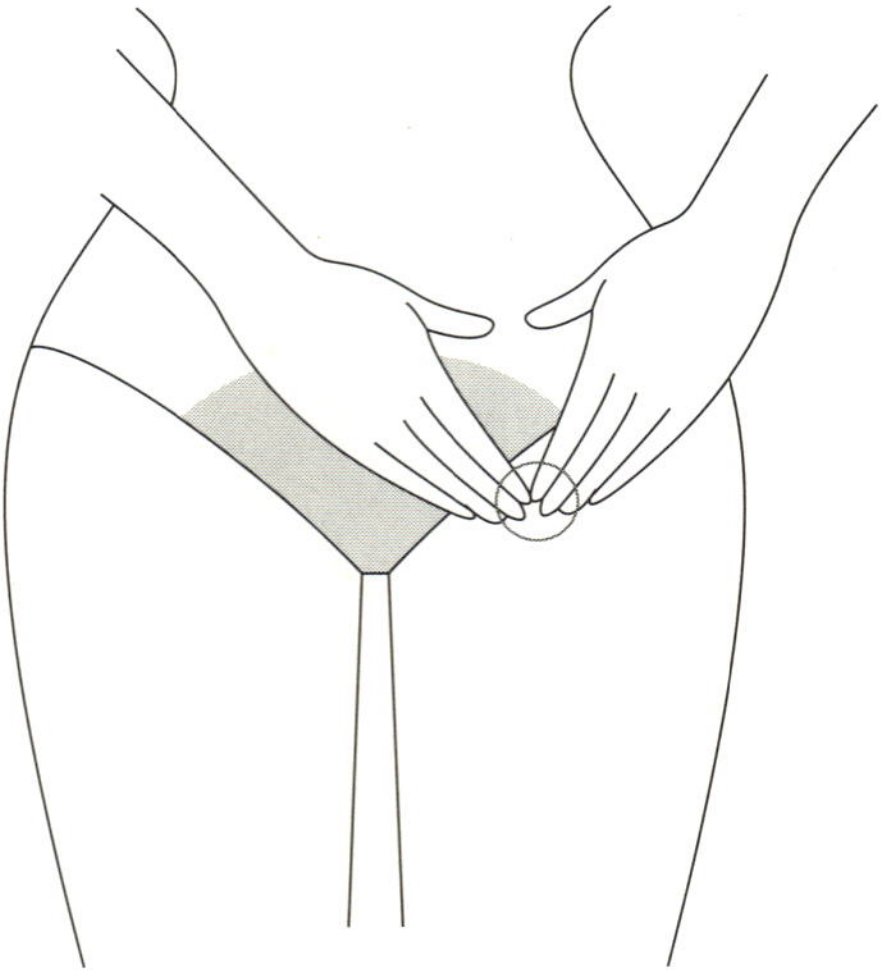

①脚の付け根の鼠径部に、両手の４本の指を合わせて、
あまり痛くない程度に押し込みます。
②３秒数えて、離します。
③３秒待って、また３秒押し込みます。
このポンピングマッサージを、左右の鼠径部に10回
ずつ繰り返します。
④所要時間は約２分です。

「腸もみ健康法」特選コラム⑯

腸内洗浄の問題点

「腸内洗浄」をご存じでしょうか。肛門からチューブを入れ、機械を使ってぬるま湯を送り込んで大腸の内容物を洗い流す方法のことです。

最近ではこの施術を取り入れる医院が多くなり、さらには「手軽に」「簡単に」を売り物にした自宅でできる「腸内洗浄キット」も売られています。

腸内洗浄が始まった国はアメリカです。一九三〇年代にドイツからアメリカに渡った医師、マックス・ゲルソンが提唱した「ゲルソン療法」のひとつに腸内洗浄（コーヒー・エネマ）というのがありました。ゲルソン療法ではぬるま湯ではなくコーヒーを使います。

腸内洗浄のことを「コーヒー・エネマ」と呼ぶのは、そこに語源があったのです。「エネマ」とは浣腸という意味。アメリカでは七〇年ほどの歴史を持つ、ガンの治療法です。

この腸内洗浄が、最近日本でも盛んに行われるようになっているそうです。

「洗浄」という言葉は耳あたりがいいですね。現代人の潔癖症志向にもマッチしているし、体内の毒素を洗い流せるようなイメージがあります。

しかし、腸内洗浄には問題点が多いのです。

たしかに腸内洗浄は、腸内にある宿便の存在を知らせ、さらに宿便がもたらす毒素に注意を向けさせたという功績はあると思います。また、腸内洗浄によって、ある程度の宿便が排出されることも確認されています。

しかし、腸内洗浄では大腸の便は洗いだせても、小腸にたまった宿便はそのまま残されてしまうのです。腸内洗浄のチューブは、小腸までは届きません。

食物の栄養吸収は、九五パーセント以上が小腸で行われます。その小腸にたまっている宿便をとらないで、大腸だけきれいにしても、腸全体の機能は回復しないのです。

さらに大きな問題は、本来なら大腸がやらなければならない排便を、腸内洗浄が代わりにやってしまうことにより、大腸がさらに怠け者になってしまうことです。

腸内を洗い流して内容物は除去できても、大腸そのものは伸びきったまま。組織が弱って硬くなっていき、腸の蠕動《ぜんどう》運動の機能も回復しません。

それでは、次に消化物が入ってきても、宿便のもとになる老廃物がたまっていくだけです。つまり腸内洗浄は、根本的な解決にはなりえないのです。

アメリカでは、コーヒー浣腸による死亡例が報告されています。

安全性に疑問のある腸内洗浄は控え、安全で腸の機能を根本的によみがえらせる「腸もみ健康法」をぜひ続けていってください。

内臓・下肢と胸管をつなぐ要

乳糜槽のマッサージ

おへソから指三本上の深部に、「乳糜槽《にゅうびそう》」という大きなリンパ節があります。鼠径部を通って太くなったリンパ管は、内臓や腹部のリンパ管と合流して、腹膜腹腔内で乳糜槽に合流します。

このリンパ節が腹腔より下のリンパ節のセンターとなっています。

大変重要な場所ですので、念入りにマッサージしてください。

それでは、乳糜槽のマッサージを詳しく説明しましょう！

乳糜槽のマッサージ

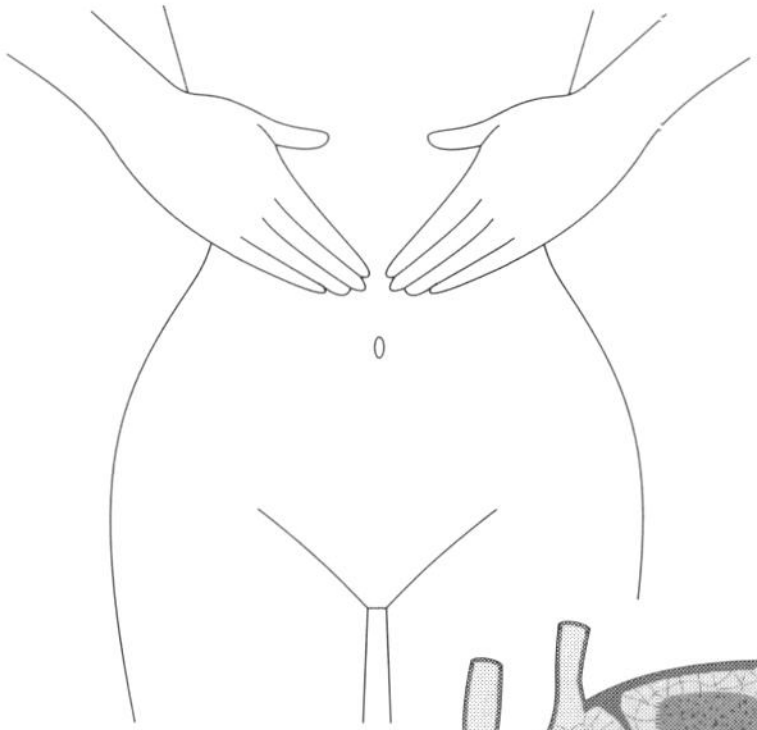

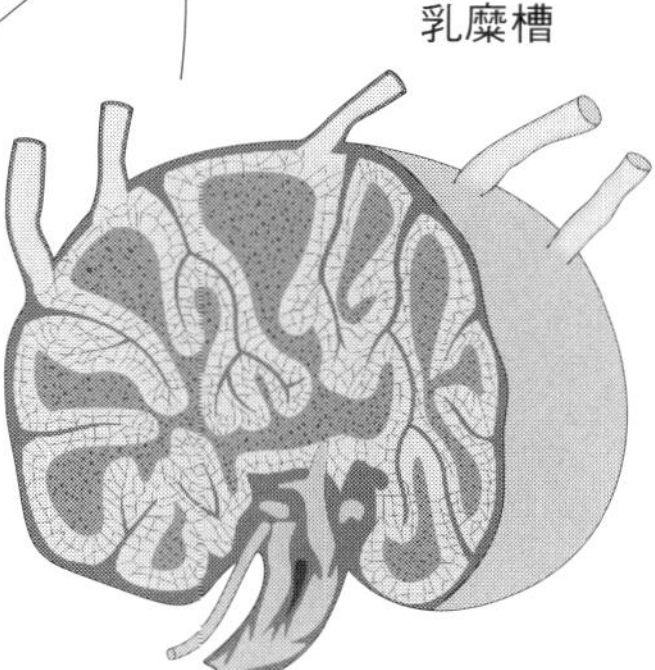

①乳糜槽はおヘソから指３本上の深部にあります。
　両手の４本の指を合わせて、あまり痛くない程度に押し込んでください。
②３秒数えて、パンと離します。
③３秒待って、また３秒押し込みます。
　このポンピングマッサージを、10回繰り返します。
④所要時間は約１分です。

「腸もみ健康法」特選コラム⑰

お茶ですっきり腸内環境

「腸もみ健康法」をやってすぐに効果が出たという人もいれば、なかなか効果を実感できない人もいます。特にパンパンに硬くなったお腹は、もみほぐしていくのも容易なことではありません。

そういう人は、腸のマッサージをやっても、はじめのうちは蠕動《ぜんどう》運動の機能が戻っていないことが多いのです。

そこで排便を促すために、腸を洗い流すお茶を飲みましょう。

「清腸茶」と名づけられたこのお茶は、さまざまな薬効のある天然の薬草を、私の師でもあるヤングさんが独自に調合したものです。

一般的に使われている化学性薬品の下剤は、便通はあっても宿便までとることはできず、さらに人によっては、強い下痢や腹痛といった副作用を起こすこともあります。さらに常用することによって、腸の力は衰えていってしまうのです。

しかし、清腸茶だったら、飲みつづけても副作用の心配はありません。腸マッサージを受けながら、清腸茶を飲むと、今まで体験したことのないほどの、大量の便が出るはずです。

白っぽい便や黒いコールタール状の便が出るかもしれませんが、それが宿便です。

清腸茶は宿便が出て、蠕動運動や消化吸収など、腸本来の機能が回復した後は、飲む必要はなくなります。

ここでは簡単なレシピをご紹介しましょう。

【清腸茶の飲み方】

ティーバッグ一袋が一日分です。一リットルの水を沸騰させたところに、ティーバッグ一袋を入れ、中火で一〇分間煮だします。

このお茶を、必ず空腹時に、一日三回に分けて飲みます（起床すぐ、午後四時ごろ、就寝前）。

排便はかなり頻繁にあります。ときに下痢になることもありますが、清腸茶によって起きる下痢は宿便をとるためのものなので、一日三〜四回までなら心配はありません。

水のような下痢が五〜六回以上も続く場合は、飲むのを中止してください。お茶をやめれば、下痢は自然におさまります。

【原材料】

オレンジの皮、カンゾウの根、シベリアジンセン（別名・エゾウコギ）、パパイヤ、スイカズラ、ジャーマン・カモミール。

いずれも材料は、漢方薬店やデパートの地下などで手に入るものです。そのままの状態でお使いください。

リンパの終点をもみ、老廃物を流す
鎖骨下リンパ節のマッサージ

全身を伝わってきたすべてのリンパ管の終点は、鎖骨のくぼみの下です。この終着点のリンパ節を鎖骨下リンパ節といい、左右二カ所あります。終着点に到着したリンパ液は、左右の静脈角に注ぎ込みます。

ここが詰まっていると老廃物が流れていきませんので、マッサージによって代謝をよくすることが必要です。

これで「腸もみ健康法」のマッサージの説明は終了です。

最後に、両手のひらでお腹全体を軽く押しもみしてください（一〇秒）。

お疲れさまでした。

鎖骨下リンパ節のマッサージ

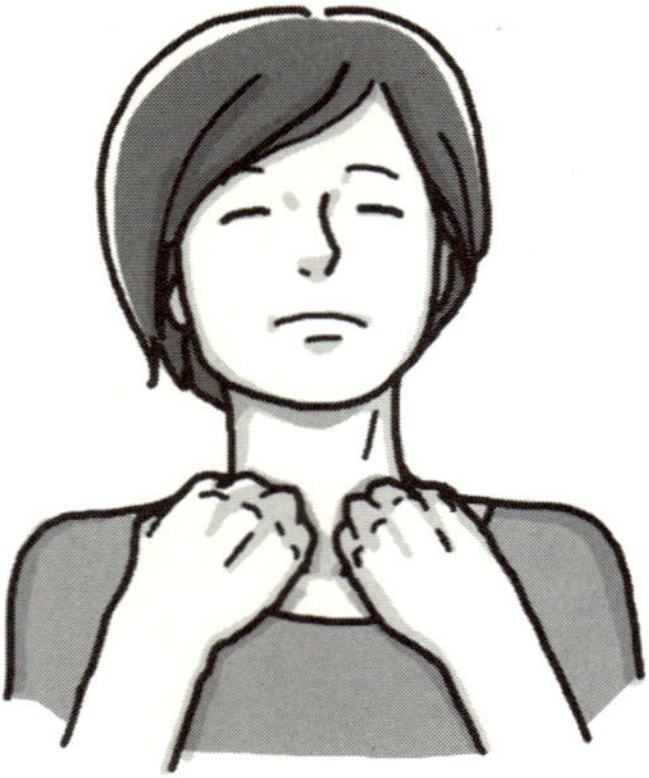

①鎖骨のくぼみの下に、両手の４本の指で押し込むようにします。
デリケートな部分ですから、あまり刺激しすぎないようにやさしく押してください。
３秒数えて、パンと離します。
②３秒待って、また３秒押し込みます。
このポンピングマッサージを、左右の鎖骨下に各10回ずつ繰り返します。
所要時間は２分。

「腸もみ健康法」特選コラム⑱

生野菜が基本

どんなに腸マッサージを受けても、清腸茶を飲んでも、よくないものを食べていては効果は上がりません。健康の基本は「食べ物によってつくられる」からです。

これから紹介する食事療法は、私の師ヤングさんから直伝されたものです。

彼は数千人の患者さんのお腹をもみほぐすうち、食べたものによって、腹部に表れる変化を、手指でキャッチできるようになったそうです。悪いものを食べるとお腹にガスがたまってふくらんだり、腸が硬くなるのです。

そういった体験をベースにして、彼は生野菜を中心とした独自の食事療法をプログラムしていきました。

「まずは野菜のすばらしさに気づいてほしい。一枚の青菜、一本の根菜にも、自然の生命力がつまっている。

全体をまるごと食べられるところもすぐれている。牛や豚を一頭まるごと食べるのは不可能だし、鶏一羽ですら、一人でまるごと食べるのは難しい。肉ではこうはいかない」

とヤングさん。

野菜はなるべく無農薬のものを使いたいものです。海藻、豆類の中から何種類か。季節のものを取り合わせたサラダや、和《あ》え物を生野菜で作ってみましょう。

メニューにはなるべくキャベツを組み入れてください。豆類は消化が悪いので、火を通します。

はじめは食事全体の五〇パーセント以上を生野菜料理にして徐々に増やしていきます。味つけは普通にしていただいて結構です。香辛料も問題はありません。

この食事を続けますと、身体に変化が表れます。肉が大好きだった人でも、肉料理を食べたいとは思わなくなるのです。

さらには、辛い唐辛子を使ったキムチなどをおいしく感じるようになります。

嗜好の変化に気づいたら、食事療法が効果を発揮しはじめたサインと考えていいでしょう。

人は食べ物で日ごとに変化

これまで、腸内にある毒を体外に追い出すというお話をしてまいりました。しかし、その毒も、もともとは食べ物として摂取したものです。

食事に気をつけることは、万病を予防することにつながるのです。

食べ物を替えると血液の質が変わってきます。血液の質が変化すれば、脳や神経系、身体全体の細胞の質も変わってきます。

この変化は肉体的、精神的機能を一変させ、あらゆる言動や表現に影響を与えてきます。たとえば、行動パターンや生活習慣、感覚、情緒、判断、社会的意識、さらには家族への思いや将来設計といったもの。

人は食べ物によって日ごとに変化するといっても過言ではないのです。

しかし、残念ながら病気の人に限って、食生活を見直そうとはしません。薬に頼るのではなく、普段の生活習慣を見直してみてはいかがでしょうか。

ケーキなどの甘いものを食べると、お腹が張りますよね。これは、砂糖の摂取により血液が酸性過多状態になるからです。

酸を中和するためにカルシウムなどのミネラルが使われ、最終的に炭酸ガスとして体内から排出されます。このガスが「膨満感」を引き起こすのです。

また、動物性脂肪を多くとると、消化・吸収を助けるために、肝臓から胆汁が分泌されます。過剰な胆汁に腸内の悪玉菌が接触すると、成分の胆汁酸が、二次胆汁酸という有害物質に変化し、大腸ガンの原因にもなるといわれています。

このように食事と腸内の状態は密接につながっているのです。

腸内の健康を保つために一番重要なのは食物繊維です。

食物繊維は人間が持っている酵素では分解されず、大腸にすむ細菌によって分解されます。そして、消化器官をブラッシングする効果があるのです。

毒素や発ガン性物質を腸内に長い間とどまらせないよう、食物繊維はスポンジの役割をし、体外に排出してくれるのです。

食物繊維は大きく分けて二種類あります。

一つは不溶性食物繊維です。これは、植物の細胞壁をつくっている成分で、「リグニン」「セルロース」「ヘミセルロース」などがあります。かぼちゃや豆などに多く含まれており、粘り気があって保水性が高いのが特徴です。「糖」がたくさんつながった構造になっており、水に溶けません。

そのため、糖分の吸収速度を緩やかにし、食後の血糖値が急激に上昇しないように抑える効果があります。糖尿病の予防や改善、さらにはダイエット効果も期待できます。

もう一つは水溶性食物繊維です。植物の細胞の中や、植物の分泌成分に含まれます。

果物やにんじんなどの野菜に多く含まれる「ペクチン」やこんにゃくに含まれる「マンナン」、海藻類に含まれる「アルギン酸」などが知られています。こちらも「糖」がたくさんつながっていますが、構造の違いで水溶性になります。

腸内の有害物質を体外に排出させる効果があり、さらには排便を促進させます。

この二つの食物繊維をバランスよく摂取することで、腸内環境を整えることができるのです。

次のページのリストを参考に、今晩の夕食から見直してみてはいかがでしょうか。

不溶性食物繊維を多く含む食材

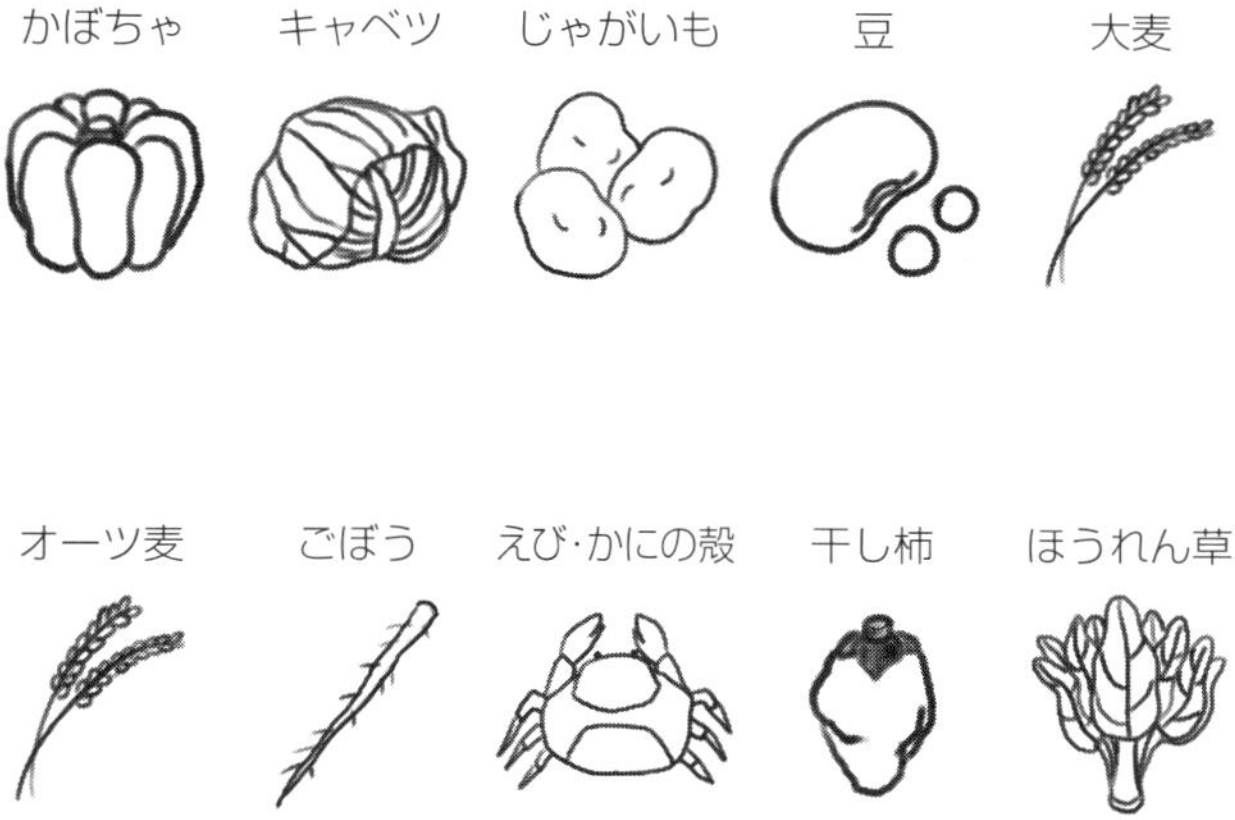
かぼちゃ
キャベツ
じゃがいも
豆
大麦
オーツ麦
ごぼう
えび・かにの殻
干し柿
ほうれん草

水溶性食物繊維を多く含む食材

にんじん

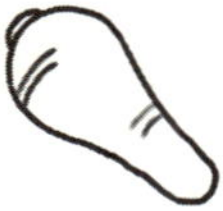

こんにゃく

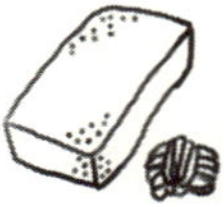

海藻類

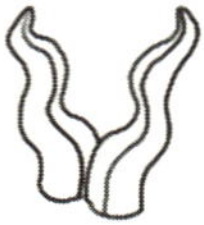

りんご

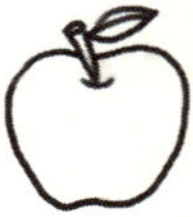

モロヘイヤ

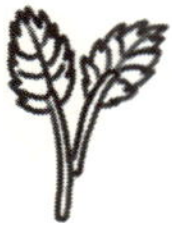

ごま

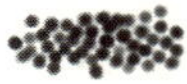

ブロッコリー

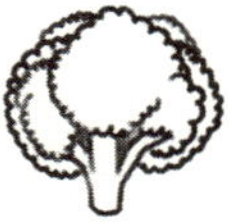

山芋

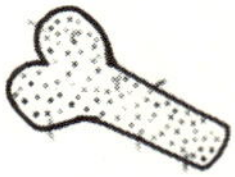

食物繊維の分類と主な成分

タイプ	分類	主な成分	主な起源
不溶性	細胞壁構成物質		
	セルロース	β-D-グルカン	植物性食品一般
	ヘミセルロース（非セルロース多糖）	キシラン マンナンガラクタン	植物細胞壁
	ペクチン（不溶性）	ガラクツロナン	未熟野菜、果実
	リグニン	芳香族炭化水素	植物性食品一般
	キチン	ポリグルコサミン	エビ、カニの外皮、キノコ類の細胞壁
水溶性	非構造性物質		
	ペクチン	ガラクツロナン	野菜、果実
	植物ガム	ポリウロニド	アラビアガム
	粘質多糖類	ガラクトマンナン グルコマンナン	グアーガム種子、コンニャク
	海藻多糖類	アルギン酸 カラギーナン	コンブ、アラメ、紅藻類
	化学修飾多糖類	カルボキシメチルセルロース ポリデキストロース	増粘剤

出典：『食品指導の ABC』日本医師会刊

ストレッチ体操

最後に「腸もみ健康法」と並行して行うと効果的なストレッチ体操をご紹介しましょう。

これにはリラックス効果があるので、「腸もみ健康法」の仕上げとして行うには最適です。なぜなら、「腸もみ健康法」は「心と体を再生」することを目指すものだからです。

ストレッチ体操

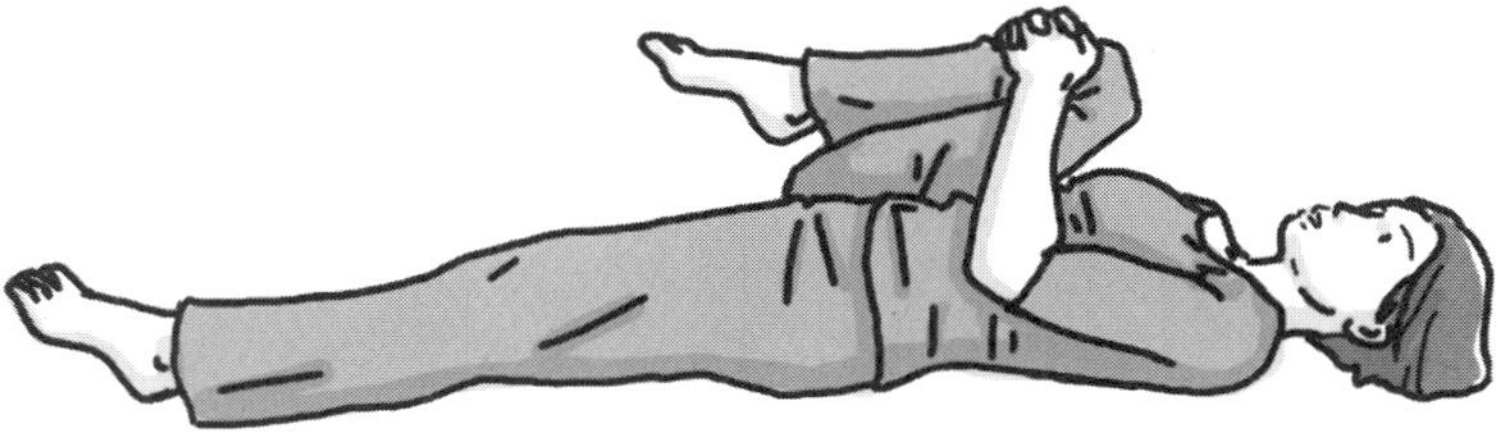

①右脚の膝を両手で抱えて、息を吐きながらゆっくりお腹に近づけます。
苦しくなったら、息を吸いながら元に戻します。

今度は左脚を同じようにします。

このエクササイズを右、左、右、左と４回繰り返します（１回15～20秒、エクササイズ全体で１分～１分20秒）。

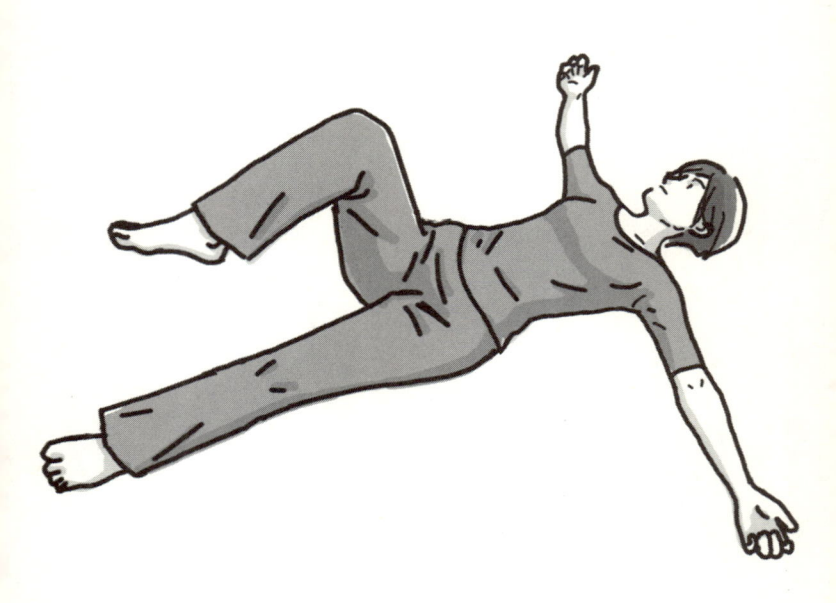

②あお向けに寝たまま、両手を開きます。
息を吸いながら右膝を立てて上に上げます。

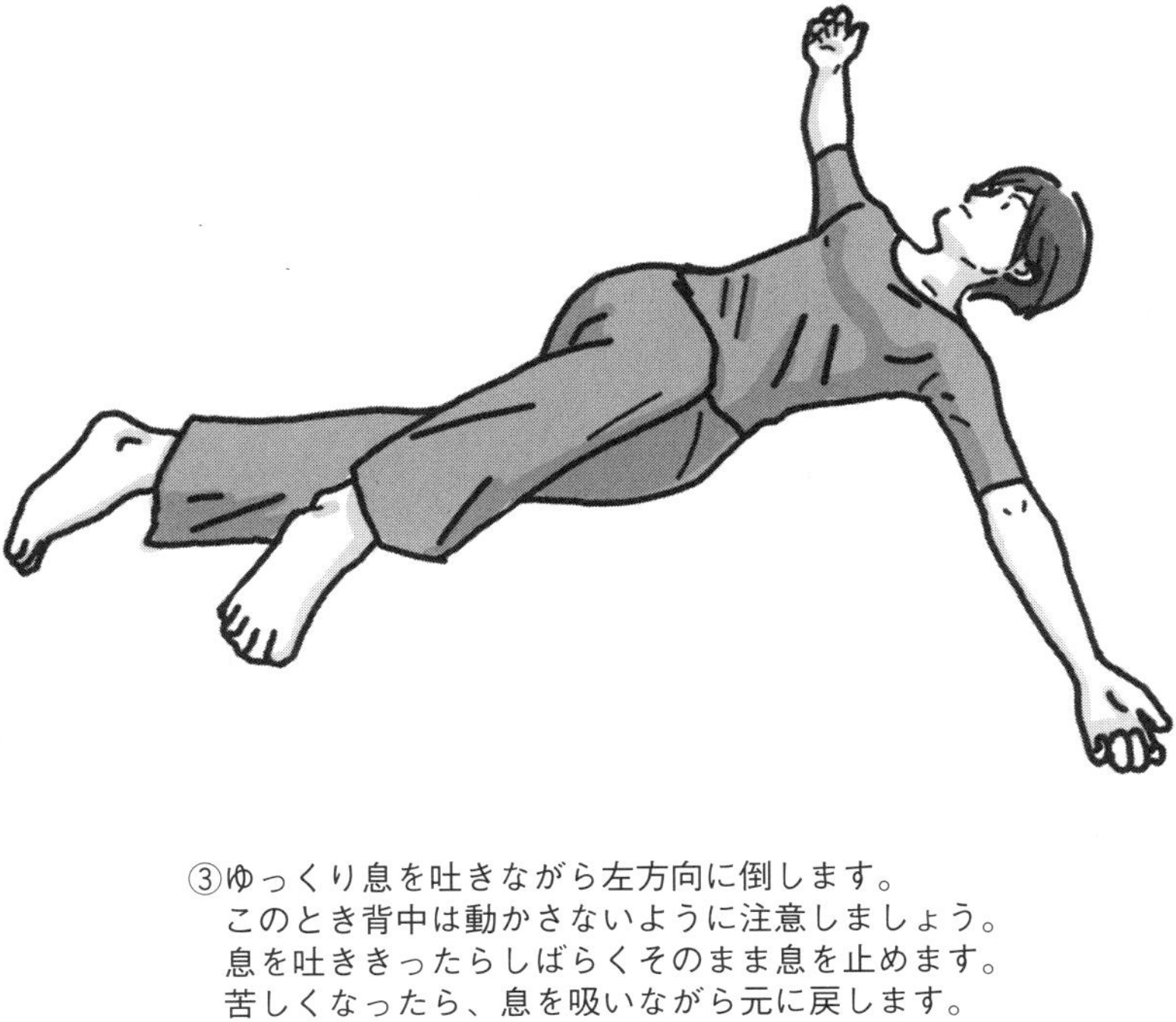

③ゆっくり息を吐きながら左方向に倒します。
このとき背中は動かさないように注意しましょう。

息を吐ききったらしばらくそのまま息を止めます。

苦しくなったら、息を吸いながら元に戻します。

今度は左脚を同じようにします。

このエクササイズを右、左、右、左と4回繰り返します（1回15～20秒、エクササイズ全体で1分～1分20秒）。

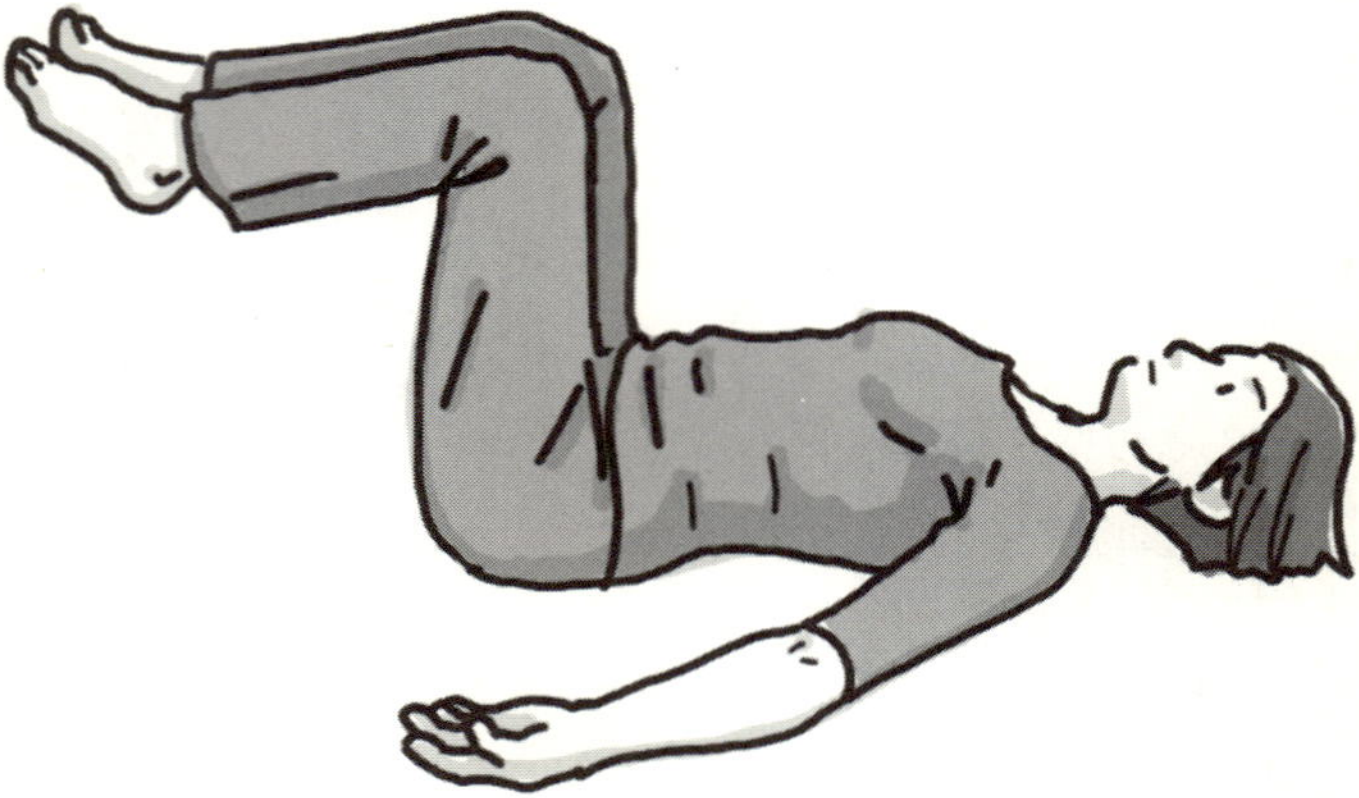

④両手を体のわきにおいて、足をまっすぐ伸ばし、リラックスします。
次に、息を吸いながら両脚の膝を立てて上に上げていきます。

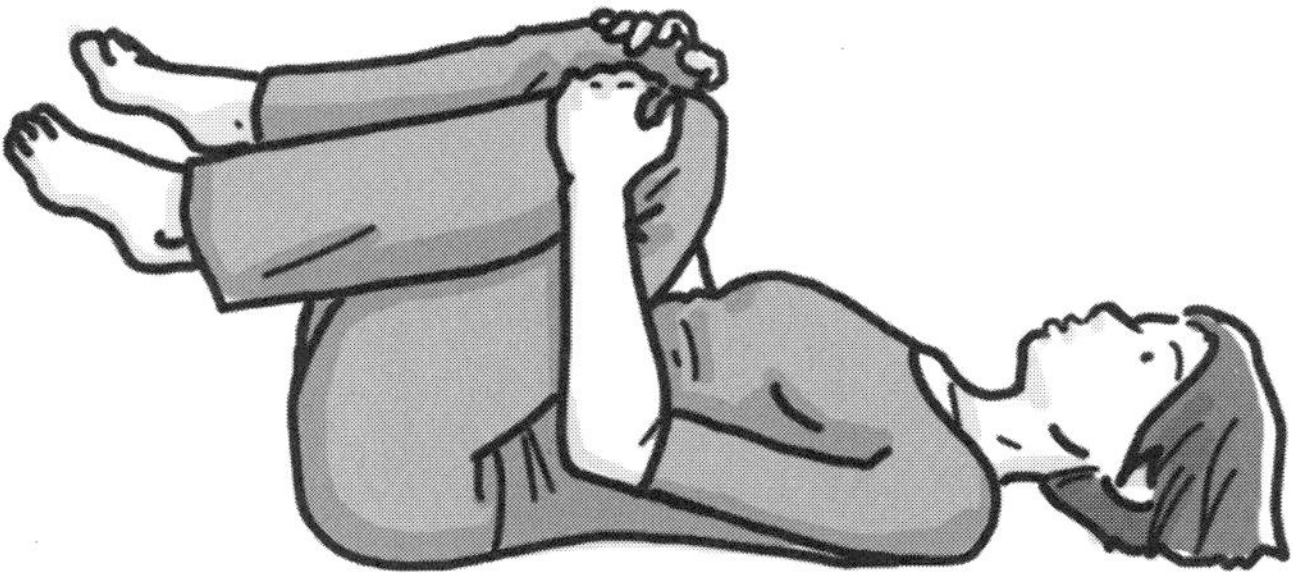

⑤ゆっくり息を吐きながら両手で両脚の膝を抱えます。
息を吐ききったら、しばらく息を止めてそのままの体勢を保ちます。

苦しくなったら息を吸いながら元に戻します。

このエクササイズを4回繰り返します（1回15～20秒、エクササイズ全体で1分～1分20秒）。

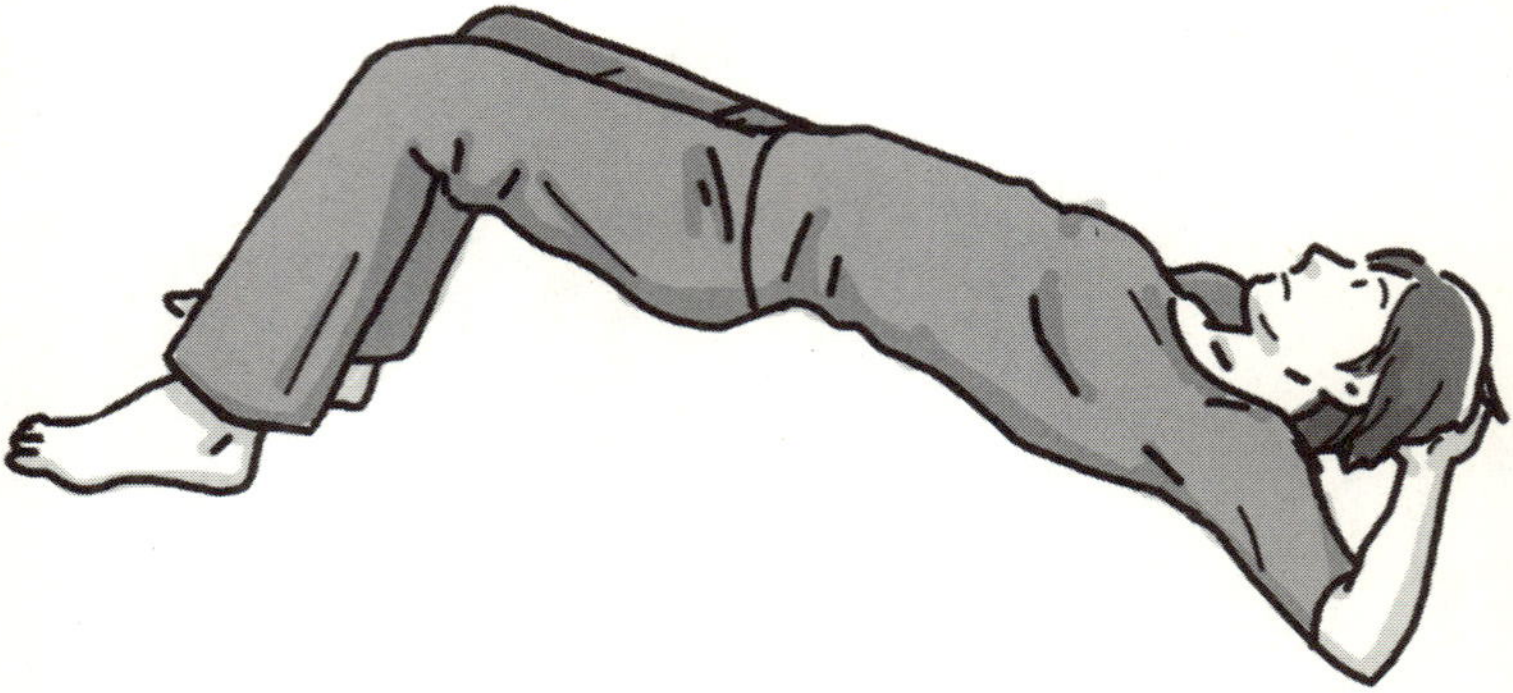

⑥息を吸いながら両脚の膝を立てて、腰を浮かします。このとき両手は頭の下に組んで、頭を支えるようにします。

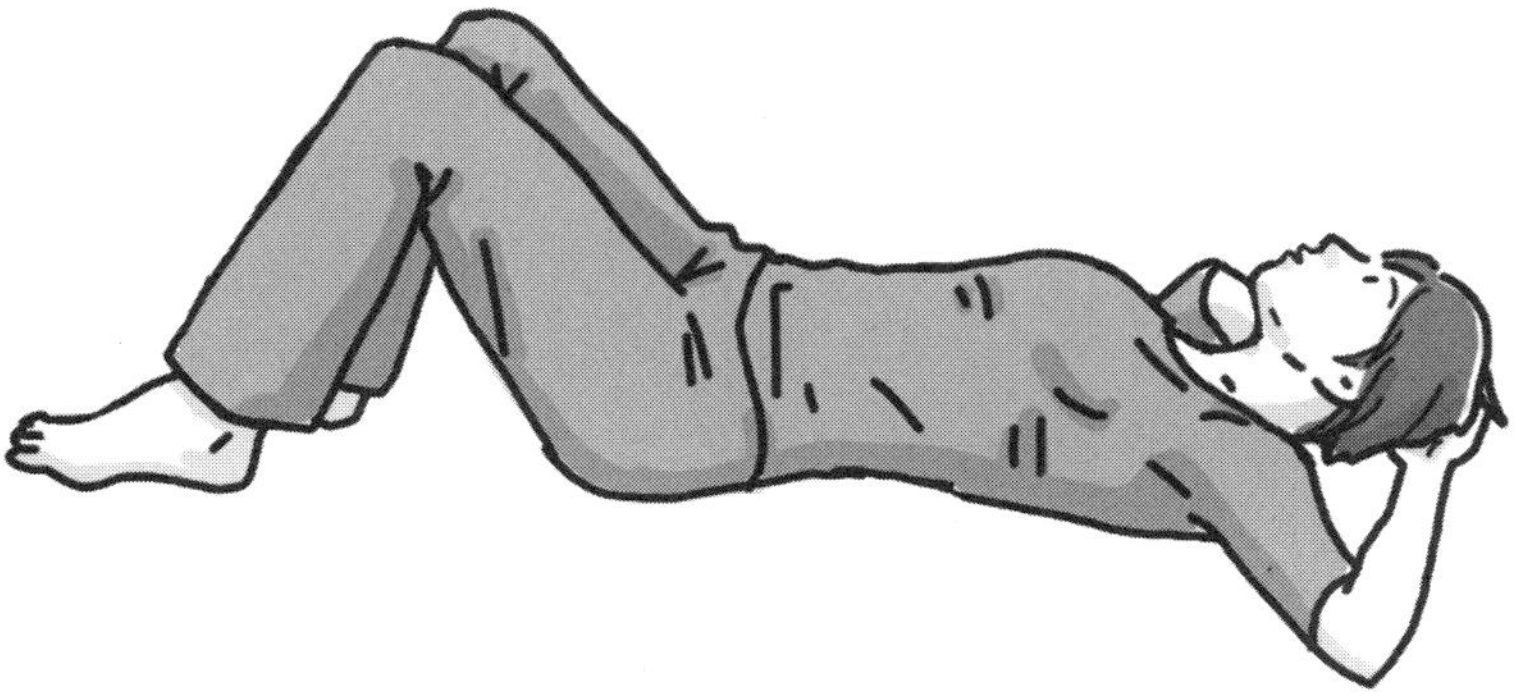

⑦鼻から息を吸って、勢いよく吐きながら腰をすとんと落とします。
このエクササイズを５～６回繰り返します。
身体は十分にほぐれましたでしょうか。

「腸もみ健康法」特選コラム⑲

生水を飲もう

人間の身体は小児で八〇パーセント、成人でも六〇〜七〇パーセントが水分でできています。身体を構成している細胞は、内も外も水分で満たされているのです。

水は常に体中を循環し、新しいエネルギーを生み、血液の循環をよくし、腸にある食べ物や便の流れをよくし、新陳代謝を活発にして、老廃物や体内毒素の排出を促す役割を担っています。

私たちは水がなければほんの数日間しか生きることができません。

私たちは常に身体の水分を補給する必要があるのです。

その水は、きれいな生の水に限ります。

ところが最近は、ペットボトルや缶入り飲料があふれ、お茶、スポーツドリンク、ジュース、コーヒーなど新製品がめまぐるしく登場しています。

のどが渇けば、いつでも自動販売機で買って気軽に飲むことができるようになっています。フレーバーを加えたり、ビタミン剤を入れたりして、付加価値が高いように思わせていますが、こういった加工された飲み物は、身体の新陳代謝をよくするどころか、かえって害を及ぼすことが多いのです。

甘い飲み物はすぐに吸収されて脂肪になってしまいます。つまり、カロリーを点滴しているのと同じなのです。

「果汁一〇〇パーセントなら身体にいいはずだ」と大量にジュースを飲む人もいます。

しかし、オレンジジュースなどには乳糖が含まれており（乳糖は牛乳だけに含まれているわけではありません）、人によっては腸内ガスが発生したり、下痢を起こしたりします。

お茶やスポーツドリンクにも必要のない添加物が入っていて、浄化作用などとても望めません。

やはり生水が一番なのです。

とはいっても、水道水には塩素などの化学物質が含まれており、さらに水道管からはカドミウムなどの有害物質が溶けだしているともいわれています。

煮沸すれば、塩素などは気化するので、空中に追い出すことができます。しかし、発ガン性物質のトリハロメタンなどは除去することはできません。それどころか、煮沸することで水の成分が濃縮されてしまうので、有害物質はかえって濃度を増すのです。

湯冷ましも決してよい飲み物とはいえません。熱を加えた水は、身体に停滞する傾向があり、細胞がふくらみ、水太り体質をつくってしまいます。

ですから、水道に性能のいい浄水器をつけ、有害物質を濾過して飲んでください。または、市販のミネラルウォーター（加熱してないもの）でも結構です。

これを、一日、一・五〜二リットル程度飲むようにします。

そうすると、新陳代謝がよくなりダイエット効果も見込めます。

水をたくさん飲むと、水太りになるとか、むくむとか心配する人がいますが、逆です。生の水を飲めば、肥満体質も改善させることができるのです。

さいごに――「腸もみ」で健康と美容を同時にゲット

「腸もみ健康法」はいかがだったでしょうか。

まずは一日ワン・エクササイズ、三分程度でもいいので、一週間を目標に続けてみてください。

しばらくすると、コールタールのような真っ黒い便が出るかもしれませんが、それが諸悪の根源である宿便です。

宿便を出した後も、「腸もみ健康法」を続ければ、さらなる体質改善が見込めます。

男性の方ならぽっこりお腹がしぼみますし、女性の方も、肌つやまでよくなるのを実感されることでしょう。皮膚に透明感がでて、シミが薄くなるなど顕著な変化も見られるようです。

これも総合的に免疫力をアップするおかげだと思います。

いらないものはすべてだす。「腸もみ健康法」はシンプルですが、とても理にかなった方法だと思います。

「腸もみ健康法」で、ぜひ健康と美容を取り戻してください。

二〇〇五年二月

砂沢佚枝《いさざわやすえ》

砂沢伕枝

1967年、東京に生まれる。ゲシュタルト研究所アロマテラピー指導講師。アロマエステサロン&ショップ「マザーアロマ」主宰。日本アロマテラピー協会認定インストラクター。エンビロスキンケアシステム上級ディプロマ取得。NPOゲシュタルト・セラピー普及協会理事。NPOヘルスカウンセリング学会会員。
身体と心の両面のケアを追求するため渡米。カリフォルニア州チャフィ大学で心理学を専攻したあと、カリフォルニア州エサレン研究所にてゲシュタルト心理療法、エサレンマッサージ、ハーバロジーを修得。免疫力アップと心理安定メソッドとして「腸もみ健康法」を研究し、その普及に精力的に取り組みながら、テレビ、雑誌等で活躍中。
連絡先：東京都豊島区南大塚3-34-6 南大塚エースビル1F
（電話）03-3986-2469
（ホームページ）http://www.thl.co.jp

講談社+α《プラスアルファ》新書 **237-1 B**

1日《いちにち》3分《さんぷん》 腸《ちょう》もみ健康法《けんこうほう》

「超きもちいー」マッサージ

砂沢伕枝《いさざわやすえ》

2005年2月20日第1刷発行
2014年4月1日第11刷発行

発行者―――― 鈴木 哲
発行所―――― 株式会社 講談社
東京都文京区音羽2-12-21 〒112-8001
電話 出版部(03)5395-3532
販売部(03)5395-5817
業務部(03)5395-3615
装画―――― 鳥井由季
デザイン―――― 鈴木成一デザイン室
本文組版―――― 朝日メディアインターナショナル株式会社
カバー印刷―――― 共同印刷株式会社
印刷―――― 慶昌堂印刷株式会社
製本―――― 株式会社大進堂

ISBN4-06-272303-4

講談社＋α新書

病気をその原因から治す ホメオパシー療法入門 風邪、子供の病気から、不定愁訴、ガンまで
渡辺順二
心身に潜む病気の真因に働きかけ、ふるい落とすもう一つの西洋医療。病気案内・薬事典付き
838円 266-1 B

クラシック 名曲を生んだ恋物語
西原稔
大作曲家が創作へと駆りたてられるモチベーション!! 天才の旋律に秘められた情愛の背景!!
876円 267-1 D

トヨタの思考習慣 世界一成功するシンプルな法則
日比野省三
誰でも今日から柔らか頭になる七つの成功習慣。世界最強の企業が実践する超簡単なメソッド!!
800円 268-1 C

知らないと危ない麻酔の話
フランク・スウィーニー
瀬尾憲正 監修・訳
麻酔のリスクを回避するためにはどうすればいいのか。日本で唯一の、一般向け麻酔入門書。
876円 269-1 B

「うつ」を克服する最善の方法 抗うつ薬ＳＳＲＩに頼らず生きる
生田哲
あの「コロンバイン高校銃乱射事件」は抗うつ薬の副作用だった！ 生活改善でうつは治せる!!
838円 270-1 A

絶対にリバウンドしない！ 抗ストレス・ダイエット
生田哲
これまでのダイエット法はなぜ、続かないのか？ 薬学博士が開発した、脳にやさしいダイエット！
838円 270-2 A

セカンド就職のススメ
高野秀敏
売り手市場到来。大好きな仕事で年収二倍に!! 会社の求める五つの能力を磨き夢を掴む方法！
800円 271-1 C

鎌倉―ソウル ２３２８キロを歩く 定年退職、新しい自分に出会う旅
間宮武美
歩いて見つけた！ 60歳から前進する生き方。徒歩の旅の装備や、街道の上手な歩き方も紹介
838円 272-1 D

生命《いのち》をみとる看護 何がどこまでできるのか
大坪洋子
終末期のケア、延命治療、一時帰宅……悔いを残さない看護の実際。現場からのメッセージ！
800円 273-1 B

「在日コリアン」ってなんでんねん？
朴《パク》一《イル》
芸能界、スポーツ界、財界……日本を支える「隣人」たちはどのようにして生活しているのか!?
838円 274-1 C

「超」読解力
三上直之
読む力が誰にでも身につく大人の国語教科書！ 文字情報社会を生き抜く驚異の厳選技術満載！
800円 275-1 C

表示価格はすべて本体価格（税別）です。本体価格は変更することがあります

講談社+α新書

中国が「反日」を捨てる日
清水美和
両国のすれ違いに潜む真実！ 対立を煽る声に惑わされず、今こそ切り開け、日中の新時代を!!
876円 276-1 C

MLB《メジャーリーグ》が付けた日本人選手の値段
鈴村裕輔
城島、松坂、赤星、和田毅、岩村らの能力をズバリ査定!! こうして決まる、日本人の年俸!!
800円 277-1 C

愚かな決定を回避する方法 何故リーダーの判断ミスは起きるのか
C・モレル
横山研二 訳
熟考して下した決断が、信じられないような結果を招いてしまう要因を徹底的に解明する！
876円 278-1 C

がん治療「究極の選択」 抗がん剤を超えた丹羽療法
丹羽靱負
苦しむ抗がん剤で短期延命するのではなく、独自加工の天然制がん剤で苦しまず延命できる！
800円 279-1 B

働かずに毎年1000万円稼げる 私の「FX《外国為替保証金取引》」超活用術
野村雅道
金利10％超と為替差益のおまけで年1000万円以上稼ぐ著者が、6年実践したノウハウ公開
800円 280-1 C

大人のための3日間楽器演奏入門 誰でもバンド演奏できるプロの裏ワザ
きりばやしひろき
数多《あまた》の楽器挫折者を救済し超話題！ 諦めていた「あの名曲」や「バンド」の夢、叶えます!!
800円 281-1 D

工藤公康「42歳で146km」の真実 食卓発の肉体改造
黒井克行
〝不惑〟の本格派左腕が、耐用年数を過ぎてなお進化する理由を、密着ルポにより説き明かす！
800円 282-1 B

人生がガラリ変わる！ 美しい文字を書く技術
猪塚恵美子
見るだけで読むだけで美人文字が書ける!! 字が変われば毎日が楽しく生きられる術《すべ》を伝授!!
800円 283-1 C

分かりやすい図解コミュニケーション術
藤沢晃治
仕事もデートも全てうまくいく7つの「秘伝」!! 上手な図解を会得すれば人生の達人になれる！
800円 284-1 C

北朝鮮最終殲滅計画 ペンタゴン極秘文書が語る衝撃のシナリオ
相馬勝
イラクを粉砕した米国軍は、すでに朝鮮半島に照準を合わせていた——一級資料を独占入手！
838円 285-1 C

釣り宿オヤジ直伝「超」実践海釣り
芳野隆
子供から女性まで、誰でも海釣りを満喫できるための知恵を船頭歴35年の名物オヤジが伝授！
838円 286-1 D

表示価格はすべて本体価格（税別）です。本体価格は変更することがあります

講談社+α新書

日本人には思いつかない「居酒屋英語」発想法
ジェフ・ギャリソン 松本薫 編集
「エクスキューズ・ミー」なんかいらない！異色のガイジン教授が贈る「無礼講」英会話術
800円 298-1 C

バスで旅を創る！ 路線・車両・絶景ポイントを徹底ガイド
加藤佳一
鉄道の終着駅から〝その先を歩く旅〟は、バスでしかできない醍醐味だ。私は「絶対バス主義」!!
838円 299-1 D

至福の長距離バス・自由自在 マイカーを捨てスローな旅に出よう
加藤佳一
家族ごと、仲間ごと、長距離バスに乗り目覚めれば異邦人!! 車窓の景色はワイド画面の展開
800円 299-2 D

最後の幕閣 徳川家に伝わる47人の真実
徳川宗英
一家に一冊!! お国自慢の士《サムライ》の本当の実績は!? 幕府側の視点で、明治維新を徹底的に再検証!!
876円 300-1 C

マジ切れする人 逆切れする人 サドの意地悪、マゾのグチと共生するために
矢幡洋
キレる人たちの〝心の闇〟——誰もが知りたい現代社会の謎を解く鍵は、サド・マゾにあった！
838円 301-1 A

突破する企業「大逆転」のシナリオ
津田倫男
脱「常識」が組織を復活させた！ J&J、マリオット・ホテルなど16の事例で読む経営戦略論
800円 302-1 C

ヘタの横好き「鮎釣り」の上達法則 河原は本日も戦場なり！
矢幡弘一
サンデー釣り人の気持ちになった超指導書!! 釣れない壁をつき破る納得の極意がギッシリ!!
800円 303-1 D

人間力の磨き方
鳥越俊太郎
ニュースの主役達はなぜ彼に心を開くのか？回り道が培った、けして焦らない腹の据え方！
800円 304-1 C

国家の大義 世界が賞賛したこの国のかたち
前野徹
石原慎太郎氏、中西輝政氏が激賞する日本論！伝統と誇りを取り戻せば、日本は再び輝く!!
743円 305-1 C

図解 50歳からの頭がよくなる「体験的」勉強法
高島徹治
53歳から80余の資格試験に合格した体験的勉強法。誰でもすぐ真似できる目からウロコの極意
800円 306-1 C

世界遺産 いま明らかになる7つの謎
「探検ロマン世界遺産」取材班
水、女、食、権力、悲劇……。厳選二十四ヵ所の仰天トリビアを超人気番組スタッフが説く！
838円 307-1 C

表示価格はすべて本体価格（税別）です。本体価格は変更することがあります

講談社＋α新書

最高の医療をうけるための患者学
上野直人
日野原重明氏推薦「米国一のがん専門病院で働く日本人医師の上手な医療の受け方の解説書」
800円 308-1 B

太平洋戦争　忘れじの戦跡を歩く
戦跡保存会 編
戦後六十余年が経っても歴史は風化せず!! 今こそ国内の激戦地を偲び、体験の重さを知る!!
838円 309-1 C

縮めて縮めて関節痛をなおす 自分でできる「関節ニュートラル整体」の極意
及川雅登
痛みの原因は誰も気づかない関節の「あそび」不足 30年の治療経験から考案した驚異の痛み解消法
800円 310-1 B

「てれんこ走り」健康法 実践・スポーツトレーナーの脂肪燃焼記録
比佐仁
自らの生活習慣病を克服するために開発した、ゆっくり走って大汗をかく〝余分な脂肪〟燃焼法
800円 311-1 B

日本料理の真髄
阿部孤柳
世界一繊細な舌を持つ日本人よ、自国の料理に自信を持て！ 食の最高権威が今明かす真髄!!
838円 312-1 B

総理大臣の器
三反園訓
小泉劇場のパフォーマンスにはもう飽きた!! 新しい役者、強烈なリーダーが今こそ欲しい!!
838円 313-1 C

あなたの知らない妻がいる 熟年離婚にあわないために
狭間恵三子
団塊世代の友達夫婦に、実は最も気持ちの「くい違い」がある。多くの実例とともに検証！
800円 314-1 C

「勝ち馬」統計学 史上最高配当を当てた理論
宮田比呂志
GIの勝率7割、スポニチで大評判の大穴師！ 馬ではなく、「馬番」を見て買う必勝馬券術!!
800円 315-1 C

世界最速！「英語脳」の育て方 日本語からはじめる僕の英語独習法
中野健史
日本人の英語の悩みを一気に解消！ 頭脳に英語がみるみる染みこんでくる速効上達勉強法!!
800円 316-1 C

あなたの「言い分」はなぜ通らないか
中島孝志
一生懸命話しても通じないのはワケがある。独りよがりな正しさに酔う困った隣人への対処術
800円 317-1 C

日本一おいしい米の秘密
大坪研一＋食味研究会
安い米だって味は決して負けてはいない!! お米博士が科学的に解明した人気米の美味の謎!!
800円 318-1 B

表示価格はすべて本体価格（税別）です。本体価格は変更することがあります

講談社+α新書

スローセックス実践入門 真実の愛を育むために
アダム徳永
人気セラピストが贈る、本当の愛と性。画期的アダム理論で至福と悦びに満ちた最高の人生を
800円 319-1 B

いま始める クラシック通への10の扉
山本一太
交響曲からオペラまで、オムニバス盤CDを卒業した人のための初級の知識でわかる中級講座
876円 320-1 D

スーパー鉄道模型 わが生涯道楽
原 信太郎
夢の鉄道模型王国、シャングリラ鉄道を自宅と敷地内に設立!! 世界一のコレクターの世界!!
838円 321-1 D

人はなぜ危険に近づくのか
広瀬弘忠
災害心理学の第一人者が詳細分析！ 命の危険もいとわない自発的リスクを選ぶ人間の「特性」
800円 322-1 A

「準」ひきこ森《もり》 人はなぜ孤立してしまうのか？
樋口康彦
孤独すぎる。周囲が気づいた時はもう遅い！ ネット騒然のコミュニケーション不全新理論！
743円 323-1 A

安心して住める ネズミのいない家
谷川 力
獣医学博士で駆除技術の第一人者が徹底解説。激増するネズミとの戦いに終止符が打てる本！
800円 324-1 D

知られざる水の「超」能力 新しい「科学的」水の飲み方入門
藤田紘一郎
水に勝る特効薬なし！ 美容も健康も長寿も！ 水のソムリエが正しい選び方、飲み方を伝授!!
838円 325-1 B

「品格」の磨き方
山﨑武也
あの人の所作はなぜ美しい？ 茶道・武士道に隠された日本人の知恵。誇りある生き方を指南！
800円 326-1 A

心を癒す「漢詩」の味わい
八木章好
初心者に理解しやすく、愛好者にも新しい鑑賞法のヒントに！ 李白、杜甫、陶淵明らの妙趣
876円 327-1 C

ワインと洋酒を深く識る 酒のコトバ171
堀 賢一 土屋 守 福西英三 「世界の名酒事典」編集部編
超入門から最先端のトレンドまで、気になる酒のコトバを酒界を代表する三氏が、徹底解説！
876円 328-1 D

社会人のための「本当の自分」づくり
榎本博明
人生とは、自分を主人公とした物語。面白くするのは自分だ。役立つチェックシート付き！
800円 329-1 A

表示価格はすべて本体価格（税別）です。本体価格は変更することがあります

講談社＋α新書

- 「No《ノー》」は言わない！ ナンバー1ホテルの「感動サービス」革命 — 林田正光
  リッツ・カールトンの人気の秘密！ 伝説のホテルマンが明かす「ホスピタリティ」の神髄!!
  800円 352-1 C

- 他人《ひと》の力を借りていいんだよ 「縁生《えにし》」で生きなおす仏教の知恵 — 大下大圓
  引きこもり、ニート、家庭不和から末期がん患者まで、悩める老若男女がすがる住職の金言！
  838円 353-1 A

- 意外とこわい睡眠時無呼吸症候群 — 成井浩司
  たかがいびきと侮ることなかれ！ 自覚なき病気の本当の恐怖と実体が、今ここに明かされる！
  800円 354-1 B

- 国家情報戦略 — 佐藤優 高永喆
  北朝鮮の工作は陸軍中野学校のコピーだった!? 情報の第一人者と超大物スパイの諜報大戦争!!
  800円 355-1 C

- 正面を向いた鳥の絵が描けますか？ — 山口真美
  私だけうまく描けないのはいったい何故？ 絵は心の世界。視覚と脳の不思議な関係を探る
  800円 356-1 C

- 70代三人娘、元気の秘訣 — 俵萠子 吉武輝子 樋口恵子
  70代でも夢と希望を持って生きている三人！ NHKで放映されて大人気。旬はこれから！
  781円 357-1 A

- 一度も植民地になったことがない日本 — デュラン・れい子
  ヨーロッパでは9・11テロをカミカゼと呼ぶ。なぜか？ フツー目線の赤裸々な日本人評満載
  838円 358-1 C

- 食養生読本 中国三千年奶奶《ナイナイ》の知恵 — パン・ウェイ
  中国に伝わる「医食同源」の考え方にそって、季節ごとに何をどう食べたら健康になるか紹介
  800円 359-1 B

- 蚊が脳梗塞を治す！ 昆虫能力の驚異 — 長島孝行
  医・衣・食・住、これからの人類、地球は昆虫の力が守ってくれる。目からウロコの驚異の世界！
  800円 360-1 C

- 自分のDNA気質を知れば人生が科学的に変わる — 宗像恒次
  新発見！ 遺伝子に裏づけされた「本当の自分」を見つけることで真の幸福を手に入れられる！
  800円 361-1 A

- 金持ちいじめは国を滅ぼす — 三原淳雄
  「金持ち優遇はけしからん」は正しいのか!? 経済のご意見番が、ノー天気ニッポン人に活!!
  800円 362-1 C

表示価格はすべて本体価格（税別）です。本体価格は変更することがあります